MÉDECINE

&

SCIENCES HUMAINES

Collection dirigée

par

Jean-Marc Mouillie

ACCIDENTS VASCULAIRES CÉRÉBRAUX

Quelle médecine face à la complexité ?

JEAN-CHRISTOPHE MINO
FLORENCE DOUGUET
ELSA GISQUET

ACCIDENTS
VASCULAIRES
CÉRÉBRAUX

Quelle médecine
face à la complexité ?

Préface par Sophie Crozier

LES BELLES LETTRES

2015

www.lesbelleslettres.com
Retrouvez Les Belles Lettres sur Facebook et Twitter.

© *2015, Société d'édition Les Belles Lettres,*
95, bd Raspail, 75006 Paris.

ISBN : 978-2-251-43035-5

Les auteurs tiennent à remercier les professionnels des différents services pour leur accueil et les échanges fructueux. Sans eux, ce livre n'aurait jamais pu voir le jour.

PRÉFACE

POUR UNE MÉDECINE DE LA COMPLEXITÉ

En raison de leur fréquence, de leur gravité et de leur coût, les accidents vasculaires cérébraux (AVC) sont une priorité de santé publique et font l'objet d'un plan national d'actions. Avec près de 150 000 nouveaux cas par an en France, ils représentent en effet la première cause de handicap chez l'adulte (plus d'un quart des patients restent dépendants), la deuxième cause de démence (après la maladie d'Alzheimer) et la troisième cause de mortalité pour les hommes et la première cause pour les femmes. En 2010, les maladies cérébrovasculaires ont été responsables de 32 500 décès en France[1].

Face à cet enjeu, l'action médicale à la phase aiguë des AVC a pour principal objectif de limiter le handicap et de réduire la mortalité. Le développement de stratégies thérapeutiques et d'organisation des soins est relativement récent (à peine plus de vingt ans). Il s'est d'abord principalement orienté vers un traitement, la thrombolyse (traitement dont l'objectif est de « recanaliser » l'artère obstruée), qui a permis de structurer la prise en charge de ces patients dans des services spécialisés dits « unités neurovasculaires » (UNV).

L'hospitalisation des patients souffrant d'un AVC aigu dans ce type de structure, notamment grâce à la compétence spécifique des soignants, permet ainsi de réduire d'un tiers la morbi-mortalité.

---

1. C. de Peretti, O. Grimaud, P. Tuppin, F. Chin, F. Woimant, « Prévalence des accidents vasculaires cérébraux et de leurs séquelles et impact sur les activités de la vie quotidienne : apports des enquêtes déclaratives Handicap-santé-ménages et Handicap-santé-institutions », 2008-2009, *BEH* ; 2012 : 1 ; 1-6.

Mais l'admission en UNV dépend d'une organisation plus large, celle d'une filière qui va de la prise en charge initiale (filière d'amont), c'est-à-dire préhospitalière (pompiers et SAMU), jusqu'à la rééducation et le retour à domicile des patients quand cela est possible (filière d'aval).

Malgré les progrès incontestables de la qualité des soins ces dernières années, certains patients présentent des AVC sévères qui peuvent conduire au décès ou à un handicap majeur, ce qui ne manque pas d'interroger la poursuite de certains traitements au regard d'un pronostic jugé très défavorable. Bien que probablement fréquentes du fait de la prévalence et de la gravité des AVC, avec notamment 20 % de décès au cours du premier mois, ces situations particulièrement délicates et les décisions médicales qu'elles induisent restent à ce jour peu connues et peu explorées, et posent de nombreuses questions éthiques.

En effet, dans les situations les plus sévères, on envisage parfois l'absence d'initiation, la limitation ou l'arrêt de certains traitements (LAT), quand les possibilités thérapeutiques ne permettent pas d'espérer une issue favorable pour le patient. Ces décisions de LAT peuvent être précoces (abstention ou arrêt de réanimation) ou plus tardives (arrêt de certains traitements jusqu'à l'arrêt de la nutrition et de l'hydratation artificielles).

Ces décisions de LAT sont difficiles et complexes parce qu'elles s'appuient sur une prédiction de handicap et de qualité de vie par essence incertaine et qui fait l'objet de nombreuses représentations et croyances. Elles sont délicates aussi parce qu'en s'appuyant sur un critère comme celui de pronostic « catastrophique » elles interrogent ce que pourrait être un handicap « inacceptable ». Or émettre un jugement sur la valeur de la vie d'un individu pose de nombreuses questions éthiques, tant au niveau individuel qu'au niveau collectif.

L'importance et la portée de telles questions méritent sans aucun doute que l'on s'y intéresse pour proposer des pistes de réflexion qui puissent guider ces décisions complexes de LAT et améliorer la qualité des soins prodigués aux patients en fin de vie.

S'intégrant dans un projet plus large visant à mieux connaître la prise en charge médicale des AVC graves[2], le travail de recherche

---

2. Étude TELOS, programme hospitalier de recherche clinique national sur la « démarche palliative à la phase aigue des AVC graves ».

qualitative coordonné par Jean-Christophe Mino, médecin chercheur en santé publique, dont les résultats sont présentés dans cet ouvrage, apporte un savoir et un éclairage précieux sur ces situations.

Grâce à l'observation et aux entretiens réalisés dans quatre unités neurovasculaires françaises par Jean-Christophe Mino et les sociologues Florence Douguet et Elsa Gisquet, ces situations à la phase aiguë des AVC graves sont maintenant mieux connues. La description faite par les auteurs est précise et circonstanciée. Les pratiques sont détaillées au travers de situations cliniques différentes qui soulignent la diversité des trajectoires des patients, l'attitude et les actes routiniers des soignants et les difficultés rencontrées. Les dialogues rapportés montrent de façon claire, concrète et vivante les enjeux éthiques de ces situations graves, la place de l'incertitude mais aussi l'importance attachée par les soignants aux soins de confort.

L'analyse des situations souligne remarquablement la complexité des pratiques, la difficulté de prendre des décisions médicales qui font intervenir de multiples facteurs, l'importance du questionnement et du doute comme une garantie éthique.

Enfin, la réflexion des auteurs dépasse largement celle des AVC. Elle apporte en effet un éclairage indispensable sur les situations de fin de vie, sur les valeurs du soin dans un contexte d'extrême vulnérabilité des patients et d'incertitude médicale.

Cet ouvrage invite à une démarche éthique qui prend en compte la complexité du cas particulier, s'appuie sur une délibération d'inspiration aristotélicienne fondée sur la « prudence » pratique (*phronesis*) et conduit à une éthique du « juste soin », défini comme un espace à trouver entre deux extrêmes, le « ni trop » ni « pas assez », c'est-à-dire à une éthique du « moindre mal ».

Cette approche promeut avant tout, pour reprendre une expression de Pascal, le « travailler à bien penser », qui repose dans le cas des soins aux personnes atteintes d'AVC sur notre capacité à douter, à interroger le savoir et le contexte, et à accepter l'incertitude comme un espace de possibles plutôt que de la percevoir comme un obstacle à la décision. Bien penser, c'est donc explorer la complexité de la situation.

C'est précisément ce que nous propose le travail exposé dans cet ouvrage par Jean-Christophe Mino, Florence Douguet et Elsa Gisquet. Car la construction d'un savoir pluridisciplinaire grâce aux échanges entre médecins et chercheurs en sciences humaines et sociales aide à penser ces situations complexes, et donc à « travailler à bien penser ».

Il faut maintenant espérer que ce type de recherche continue à se développer, soit reconnu à sa juste valeur, notamment par la faculté de médecine, car elle nous permettra de progresser à la fois dans nos connaissances et dans une pratique plus humaine et éthique de la médecine, qui nous invite à ne pas oublier le devoir de sollicitude que nous avons vis-à-vis des plus vulnérables.

Dr Sophie Crozier,

Neurologue,
Service des urgences cérébrovasculaires
de la Pitié-Salpêtrière (Paris).

Présidente de la commission éthique
de la Société Française NeuroVasculaire (SFNV).

UNE NOUVELLE MÉDECINE EN QUESTION

Aux limites de la médecine s'ouvre un territoire qui l'interroge et où elle est peut-être encore en mesure d'agir. C'est ce territoire « à la marge » que ce livre souhaite explorer. Le pouvoir accru dont la médecine occidentale dispose depuis les décennies ayant suivi la Seconde Guerre mondiale permet de traiter, de soigner, de prolonger la vie avec des moyens de plus en plus sophistiqués, le plus souvent sans guérir les patients. La plupart des traitements effacent moins la maladie qu'ils ne repoussent les limites de la vie malade, et l'opération effectuée par la médecine est moins un retour à la santé qu'à une vie possible avec la maladie. Si la guérison reste encore l'objectif paradigmatique de l'action médicale, les professionnels, dans bien des cas, livrent un combat pour limiter la dégradation de l'état de santé, pour ralentir l'avancée morbide, pour en amender les complications mais ils n'extirpent pas le mal de la vie de la personne.

Avec le développement des techniques et en particulier des soins intensifs et de la réanimation, ce combat peut devenir acharné et avoir des effets délétères parfois aussi néfastes que les conséquences de la pathologie, auxquelles ils sont inextricablement mêlés. Il arrive alors que le sens de l'intervention médicale soit remis en question, surtout si les effets thérapeutiques s'épuisent ou si la situation du malade est trop critique. Dans cette lutte contre la maladie, comment savoir jusqu'où aller ? quels principes et quels critères se donner ? comment savoir si la technique n'a pas atteint ses limites ? comment prendre conscience que l'intervention n'est plus fidèle au premier des principes hippocratiques, *primum non nocere* ? et, lorsque la situation du patient s'aggrave, comment accepter le caractère inéluctable de la mort ? peut-on envisager la fin de vie comme un fait, un destin, une fatalité, et non sous la figure d'un échec de la médecine ?

Ce livre est un ouvrage sur les limites de la médecine et sur l'action qui peut être encore la sienne lorsqu'elle s'approche des frontières de son efficacité. Il prend pour thème les soins dispensés aux personnes atteintes d'un accident vasculaire cérébral (AVC), une affection bien moins médiatisée que le cancer ou la maladie d'Alzheimer, et pourtant tout aussi grave, tant en termes de mortalité que de morbidité. Les AVC sont en effet la troisième cause de décès et la première cause de handicap acquis dans notre pays. La prise en charge des personnes atteintes d'AVC qui s'est développée récemment et qui a suscité ce livre caractérise les évolutions les plus récentes de la médecine vis-à-vis des conséquences de la vieillesse. Il apparaît en effet que la médecine du grand âge se transforme non tant par la découverte de traitements révolutionnaires que par le déploiement de nouvelles formes d'organisation des soins. Les soins des AVC sont un exemple particulièrement intéressant de ces changements médicaux.

Depuis quelques années, cette pathologie jusqu'alors peu traitée peut être l'objet d'une intervention technique dans des services de soins intensifs. Cette prise en charge spécifique peut empêcher la mort et aide les personnes malades à « passer le cap » de l'atteinte aiguë, leur permettant de vivre plus longtemps et de récupérer certaines capacités fonctionnelles jusqu'à la consolidation des séquelles. Néanmoins, malgré des résultats positifs, la médecine des AVC n'apporte pas que des réponses. Dans les moments critiques, lors des aggravations, surgissent beaucoup de questions sur ses fins et sur ses moyens. Pathologie fréquente chez des personnes âgées à l'état de santé fragile, l'AVC survient sur un terrain à risque ou comme complication d'autres maladies. L'intervention d'un service hospitalier ou d'une unité de soins intensifs, peu adaptés à l'accompagnement, peut s'avérer parfois inutile ou délétère pour le patient, surtout au moment de la fin de la vie.

Quels types de malades peuvent alors bénéficier de ces soins techniques et sur quels critères ? Comment prendre en urgence une décision de vie et de mort dans l'histoire longue d'un patient ? Faut-il des limites d'âge ou des critères cliniques et d'état de santé à l'entrée des services ? Comment décider sans bien connaître le malade et son mode de vie ? Une fois les soins engagés, les questions affluent : Faut-il et quand limiter ou arrêter certains traitements ? Pour quelles situations, sur quels critères, qui doit en décider et comment ? Comment accompagner dans cette épreuve les personnes et leurs familles ? Comment soulager leurs souffrances et les soutenir ? Face au vieillissement de la population, quelle doit être la place des soins palliatifs dans ces services hospitaliers ? On le voit, les soins apportés aux AVC *graves* interrogent la médecine contemporaine.

Dans notre système de santé, les trajectoires de maladie des personnes les plus âgées prennent aujourd'hui une forme séquentielle. Elles oscillent entre des « crises », des aggravations brutales, nécessitant la mobilisation de techniques parfois invasives pour « passer un cap », et des périodes chroniques d'amélioration, de stabilisation ou d'aggravations handicapantes très progressives. Dominent alors une autre approche et d'autres types d'intervention, soins de réadaptation, nursing et soins de confort. La continuité et les liens entre ces deux types d'approches, le choix de recourir à des moyens intensifs, les prises de décisions, sont au cœur de questions nouvelles pour les professionnels. Ces questions nous concernent tous. Dans une société vieillissante, que voulons-nous pour notre entourage, pour nos parents âgés, pour nous-mêmes ?

Ces interrogations, tant médicales que sociales, relèvent de la santé publique entendue comme une approche spécialisée de la santé des populations mais, aussi et surtout, comme un champ dynamique pluridisciplinaire porteur de débats et d'échanges rigoureux autour des questions de santé, de leurs enjeux cliniques et politiques. De ce fait, le propos de ce livre tout à la fois analytique, compréhensif et réflexif opte pour une approche originale entre médecine et sciences humaines et sociales. Il ne se réduit pas à présenter des problèmes réservés à la compréhension et au jugement des seuls experts. Son ambition est d'aider le lecteur à mieux comprendre la médecine et la politique de santé, les problèmes pratiques et éthiques auxquels elles sont conjointement confrontées, en ne séparant pas d'un côté l'approche médicale, la technologie, la science, et de l'autre les questions morales, politiques et institutionnelles.

En partant des pratiques, cet ouvrage met au jour des interrogations, pose des enjeux et problématise des faits qui, en raison de leur technicité, semblaient à première vue impossibles à questionner. Issu d'observations de terrain et d'une méthodologie qualitative, notre travail propose une mise en perspective empirique des questions posées par l'exercice pratique et de l'organisation des soins dans le domaine des accidents vasculaires cérébraux graves. Ces faits de santé sont aussi des faits sociaux. Ils appellent à une prise de recul et à une réflexion aussi indispensables que le savoir technique l'est pour pouvoir traiter la maladie.

CHAPITRE I

LES ACCIDENTS VASCULAIRES CÉRÉBRAUX ENTRE PROBLÈME CLINIQUE ET PROBLÈME DE SANTÉ PUBLIQUE

Jusqu'à il y a une quinzaine d'années, la médecine était relativement démunie pour traiter les accidents vasculaires cérébraux. Aujourd'hui, les personnes souffrant de cette affection peuvent bénéficier d'un traitement spécialisé issu de la cardiologie, des soins intensifs et d'un nouveau mode d'organisation institutionnel : l'unité neurovasculaire. Sous l'impulsion des médecins neurologues, les pouvoirs publics ont procédé dans notre pays au développement d'une filière spécifique. Cette « mise en politique » de stratégies thérapeutiques s'est faite au travers de l'élaboration de plans de santé publique organisant des unités spécialisées, des circuits de prise en charge et des procédures de soins afin de traiter « activement » les personnes atteintes. La spécialisation des médecins et la mise en série des malades hospitalisés dans de telles unités produisent de nouveaux savoirs issus de l'enregistrement des pratiques. Face au vieillissement de la population, la médecine neurovasculaire est au cœur des enjeux à venir de notre système de santé.

UNE NOUVELLE MÉDECINE CLINIQUE POUR UN PROBLÈME DE SANTÉ PUBLIQUE

Les accidents vasculaires cérébraux (AVC) ou « attaque cérébrale » dans le langage courant constituent un événement de santé à la fois fréquent et grave, une affection invalidante potentiellement redoutable et redoutablement mortelle. Cet « accident » est une rupture drastique dans une trajectoire de maladie chronique ou survient parfois « comme un coup de tonnerre dans un ciel serein » chez une personne sans antécédent particulier. On distingue deux types d'AVC. Les AVC ischémiques ou infarctus cérébraux (80 % des AVC) sont consécutifs à une occlusion artérielle. Les AVC hémorragiques (20 % des cas) conduisent à l'irruption de sang dans le tissu cérébral. Ceux-ci sont beaucoup plus graves en termes de mortalité, de handicap, et touchent des personnes moins âgées que les AVC ischémiques.

Les symptômes et les conséquences fonctionnelles des AVC dépendent essentiellement de la localisation de l'accident dans le cerveau, elle-même étant fonction de l'artère cérébrale touchée. Les atteintes peuvent consister en une paralysie plus ou moins étendue du corps, une perte de la sensibilité, des troubles du langage et/ou des fonctions intellectuelles supérieures. Selon la taille, la localisation, le mécanisme et la gravité de l'accident, la personne peut récupérer progressivement la quasi-totalité des fonctions cérébrales endommagées. Elle peut aussi garder des séquelles plus ou moins importantes allant d'une diminution de la force musculaire et de légers troubles du langage jusqu'à l'impossibilité de parler, de marcher, de se débrouiller et de vivre seul (« dépendance » dans le langage médical). Dans les cas les plus graves peut se constituer un état prolongé d'immobilisation au lit accompagné ou non d'une perte de conscience (état pauci-relationnel, état végétatif chronique).

La survenue d'une telle affection est principalement liée au vieillissement puisque les troubles sont souvent consécutifs à des problèmes chroniques de santé apparaissant avec l'avancée en âge. Les AVC représentent ainsi une complication grave et brutale de problèmes cardiaques et/ou vasculaires et/ou métaboliques évoluant depuis plusieurs années. Les trois quarts des personnes touchées ont plus de 65 ans, la moitié plus de 75 ans : c'est une maladie survenant au grand âge qui, rendant les personnes dépendantes, les fragilise encore plus. Les risques de décéder des suites d'un AVC croissent aussi avec l'âge.

Avec 150 000 nouveaux cas par an, les AVC constituent aujourd'hui la troisième cause de mortalité en France, soit entre 30 000 et 40 000 morts (De Perreti, 2012). Cette pathologie représente la première cause de décès chez les femmes âgées, la première cause de handicap acquis chez l'adulte et la deuxième cause de démence après la maladie d'Alzheimer. Un mois après l'accident, 22 % des victimes présentent un handicap léger ou modéré et 42 % sont incapables de marcher sans aide ou sont décédées. À un an 30 % des patients victimes d'un AVC, tous niveaux de gravité confondus, sont décédés, 25 % sont dépendants et 30 % ont une perte importante des fonctions intellectuelles.

En 2020, les projections de l'OCDE en font la principale cause de décès et d'incapacité dans le monde. L'augmentation de l'âge de la population française laisse augurer une multiplication inéluctable du nombre d'AVC, malgré le développement des efforts en faveur de la prévention et du traitement des maladies cardiovasculaires et métaboliques. Tous ces chiffres montrent que les AVC sont un véritable problème de santé publique (Bardet, 2007), pourtant relativement méconnu des médias et du grand public.

Malgré l'enjeu de santé publique, le manque de moyens thérapeutiques a laissé la médecine longtemps démunie face à cette atteinte. La naissance et la formalisation d'une approche neurovasculaire sont en effet très récentes. Née aux États-Unis au début des années 1990, une telle pratique spécialisée prend forme autour d'un nouveau modèle d'organisation des soins dont le service neurovasculaire (*stroke unit*) est la traduction institutionnelle. La raison d'être d'un tel service est de prendre en charge précocement les personnes atteintes, de surmonter les complications mortelles et de commencer rapidement une rééducation. Dans notre pays, la création de la Société française neurovasculaire (SFNV) date de 1996. C'est l'année de l'autorisation de mise sur le marché par les autorités américaines des premiers traitements « thrombolytiques » de l'AVC ischémique. Des recommandations professionnelles sont édictées en France en 2002 par l'Agence nationale d'accréditation et d'évaluation en santé (ANAES), un an avant l'autorisation des « thrombolytiques » par les agences européenne et française du médicament en juillet 2003. Puis la loi de santé publique du 9 août 2004 fait de la prise en charge de l'AVC l'une de ses priorités en fixant comme objectif de « réduire la fréquence et la sévérité des séquelles fonctionnelles des AVC à un horizon quinquennal ».

Les modalités opératoires de la médecine neurovasculaire se situent à la croisée de différents chemins thérapeutiques. En ce sens, celle-ci est exemplaire des transformations médicales actuelles face aux maladies liées au vieillissement. Son émergence résulte de l'association, dans un même lieu, de savoirs et de savoir-faire issus de plusieurs spécialités. Dans un environnement de soins fortement technicisé, les praticiens mettent en œuvre des procédures variées issues de la neurologie, de la cardiologie interventionnelle et de la médecine physique et de réadaptation. Ils peuvent avoir recours, comme c'est le cas dans de nombreuses autres spécialités médicales, aux soins intensifs voire à la réanimation. Une telle prise en charge introduit une ambition thérapeutique et une logique d'action dans un domaine marqué jusque-là par une relative impuissance. Certes les victimes d'AVC pouvaient bénéficier de soins et d'un éventuel traitement destiné à éviter les récidives. Mais les pratiques n'avaient pas le caractère intensif et systématisé qui caractérise aujourd'hui les nouveaux services spécialisés à la phase initiale, c'est-à-dire dès les premières heures et jours de l'accident.

L'innovation médicamenteuse principale a consisté à appliquer aux accidents vasculaires cérébraux ischémiques le paradigme de la « thrombolyse » précédemment utilisée pour traiter l'infarctus du myocarde. L'injection dans les vaisseaux, dès les toutes premières heures, d'un produit « thrombolytique » est destinée à dissoudre les caillots afin de rétablir une irrigation du cerveau. L'urgence médicale exige de pouvoir ajuster le temps socio-organisationnel - c'est-à-dire la mise en œuvre des moyens humains et techniques - au temps physio-pathologique - c'est-à-dire au déroulement du processus biologique qui ne laisse que quelques heures avant l'atteinte définitive des cellules cérébrales. C'est le but de toute la chaîne de soins d'urgence que de permettre cet ajustement entre l'effort socialement organisé de prise en charge et le processus pathologique dont est victime la personne malade (Nurok, 2007).

Néanmoins, du fait des indications et des contre-indications, la thrombolyse ne concerne pas la majorité des patients. C'est en outre un outil à manier avec une extrême précaution. Pouvant être proposée aujourd'hui dans les 4 h 30 suivant le début des symptômes, la thrombolyse bénéficie seulement à certains types d'infarctus cérébraux ischémiques (au plus 30 % des ischémies

seraient concernées). Surtout, ses effets adverses sont extrêmement graves, à l'origine d'hémorragies cérébrales secondaires
aggravant l'accident ou précipitant un décès. S'il est officielle-
ment reconnu aujourd'hui, le bénéfice d'un tel traitement (sur le
handicap) comparé au risque (en termes d'aggravation de l'AVC
et de mortalité) a été l'objet d'évaluations et de nombreuses
discussions entre les années 1990 et 2000, particulièrement en
Europe. L'autorisation de mise sur le marché a encadré son utilisation avec des indications d'utilisation strictes d'où sont exclus
les cas les moins et les plus graves, et les patients les plus âgés
(ce qui pour ces derniers n'est plus le cas aujourd'hui). La thrombolyse ne peut être administrée que par un médecin formé à la
pathologie neurovasculaire dans un contexte médical et organisationnel adapté. Pour chaque patient, la décision doit faire l'objet
d'un examen minutieux du « terrain », du type et de la taille de
l'accident, des risques et des bénéfices d'une intervention. Du fait
du risque hémorragique, les cas plus graves sont souvent exclus.

Lorsque les patients ne peuvent pas bénéficier d'une thrombolyse, l'hospitalisation dans un service neurovasculaire est néanmoins
recommandée afin de pouvoir suivre l'évolution et commencer la
rééducation. Les premiers jours, le malade peut être intégré dans
une unité de soins intensifs (USI) spécialisée dans la surveillance et
le traitement de certains troubles physiopathologiques. Ce faisant,
une telle prise en charge permet d'éviter un décès lié aux complications (hyperthermie, hyperglycémie, hypotension artérielle, immobilisation au lit, etc.) et d'amorcer une rééducation précoce. Les
médecins peuvent engager un bilan des causes de l'accident. Ils
prescrivent si nécessaire un traitement afin d'éviter une récidive
puisque chez beaucoup de personnes l'AVC est la conséquence de
problèmes sous-jacents. Après quelques jours, une fois les risques
vitaux disparus, le patient peut quitter l'unité de soins intensifs. La
reprise de l'alimentation orale, la mise au fauteuil et le début de la
rééducation motrice et verbale ouvrent une phase de reconversion.
Après deux à trois semaines, la personne malade est transférée en
service de soins de suite ou de rééducation. Si elle est suffisamment entourée et si son trouble est léger, elle peut retourner à son
domicile avec une rééducation si nécessaire.

Sauver des vies, lutter contre le handicap, limiter les conséquences fonctionnelles des accidents vasculaires cérébraux,
la médecine neurovasculaire contribue comme on le voit à la

médicalisation et au traitement actif d'un problème ancien. Aujourd'hui, les unités spécialisées rassemblent dans un même lieu les personnes victimes d'AVC et interviennent « activement » sur elles, elles permettent de mettre en série des cas et de les analyser. De nouveaux savoirs, de nouvelles pratiques ont créé les conditions nécessaires au traitement des accidents vasculaires. Un dispositif alliant technique, épidémiologie et recherche est maintenant déployé, qui observe les causes, l'évolution et les conséquences des AVC. Il étudie par des moyens d'investigation poussés les formes radiologiques des lésions et leur pronostic. La pratique médicale elle-même est mise sous observation et scrutée afin d'en améliorer l'efficacité. En fondant l'exercice professionnel sur des évaluations objectives, la médecine neurovasculaire développe de nouvelles interventions et cherche à en mesurer les effets dans le sillage de l'*evidence based medicine* avec l'ambition de dépasser l'instinct clinique par un savoir objectif. Tous les problèmes de la médecine peuvent-ils pour autant relever d'une telle approche anatomo-clinique et épidémiologique ? Soigner est une pratique humaine dont les conditions sont aussi relationnelles que techniques, aussi éthiques, sociales que médicales : ainsi, les nouvelles questions issues de l'exercice neurovasculaire sont nombreuses et complexes.

UNE MÉDECINE POLITIQUE :
LE RÔLE DES POUVOIRS PUBLICS ET DES NEUROLOGUES

En France, les pouvoirs publics ont légitimé et permis l'extension de ces pratiques sous l'impulsion des praticiens regroupés au sein de la Société française neurovasculaire. Ceux-ci ont joué un rôle actif pour transformer un fléau pathologique en un espoir thérapeutique. On trouve la trace de cet effort en lisant certains documents comme le rapport parlementaire consacré aux AVC (Bardet, 2007). Au moyen de travaux, d'études, d'évaluations, de propositions, bref d'un fort travail d'argumentation et de conviction, travail dont il faudrait faire l'histoire, le milieu professionnel a déployé une force mobilisatrice déterminante. Les médecins ont milité pour une implication des acteurs de santé, pour des campagnes d'information du grand public, pour la constitution de « filières », et *in fine* en faveur d'un plan national d'organisation de la lutte contre les accidents vasculaires cérébraux.

D'une part, ils se sont appuyés sur l'image d'une médecine
« efficace » au travers de l'argumentaire de l'*evidence based
medicine*, avec les résultats des études d'évaluation des *stroke
units* et des thrombolytiques publiés dans la littérature médicale
et concluant à une diminution de la mortalité et du handicap. Ils
ont promu l'idée d'une médecine « active » dotée de traitements
médicamenteux et d'équipes spécialisées, condition d'une prise
en charge spécifique. D'autre part, avec la possibilité de mettre
en œuvre la thrombolyse, les professionnels ont accrédité l'idée
que l'AVC doit être considéré comme une « grande urgence médicale » à traiter absolument rapidement. Ils ont présenté l'AVC,
un problème médical très ancien, comme une affection relevant
d'une action thérapeutique pointue instaurée immédiatement, à
contre-courant des représentations habituelles et de l'attitude
habituellement peu interventionniste de la médecine. La nouvelle
prise en charge se veut tout à l'opposé de l'« abandon » du patient
pendant des heures aux urgences, prostré sur son brancard dans
l'attente qu'une place se libère en gériatrie. Bref, elle a fait de
l'AVC une atteinte relevant d'un traitement efficace et nécessitant
une hospitalisation immédiate.

Les professionnels œuvrant pour la reconnaissance d'une
médecine neurovasculaire ont promu une nouvelle approche des
AVC et une organisation des soins reposant sur un acheminement
rapide des malades en milieu spécialisé. Ils ont incité les pouvoirs
publics à structurer et financer de manière *ad hoc* la spécialisation des services et des praticiens, la constitution d'unités spécifiques, le déploiement de moyens encadrés de normes visant
à réguler les pratiques. La publication des recommandations
professionnelles en 2002 par l'Agence nationale d'accréditation
et d'évaluation en santé (ANAES) a été suivie en 2003 d'une circulaire ministérielle destinée à organiser les soins. La loi de santé
publique de 2004 s'est donné parmi ses objectifs de « réduire la
fréquence et la sévérité des séquelles fonctionnelles associées
aux accidents vasculaires cérébraux » (mesure 72). Une seconde
circulaire a été édictée en 2007 à propos des services neurovasculaires, leur mission, leur organisation et leur financement, circulaire rapidement suivie d'un rapport parlementaire d'évaluation de
la prise en charge précoce des AVC. En 2009, un rapport sur la
prévention et la prise en charge des AVC a été rendu au ministre
de la Santé suivi d'un plan d'actions national AVC 2010-2014
édicté par le ministère.

Justifiées par le principe d'action thérapeutique et la promesse de diminution du handicap, ces décisions ont présidé à la création d'une « filière cérébro-vasculaire » allant du déclenchement des secours au processus de rééducation. Les autorités font aujourd'hui en sorte que le territoire soit maillé par un ensemble d'unités de prise en charge spécialisée : chacun des quelque 150 « territoires de santé » français (unité territoriale d'organisation et de planification sanitaire) doit être doté d'une unité hospitalière neurovasculaire[1]. Elles encouragent l'acheminement direct des patients afin de limiter l'attente dans les services d'urgence et de permettre une thrombolyse le plus rapidement possible. Elles diffusent des messages à destination de la population sur le fait que l'AVC est « une grande urgence médicale ». Des affiches placardées sur la voie publique indiquent la conduite à tenir en cas d'attaque cérébrale : appeler immédiatement le 15, numéro des urgences. Les pouvoirs publics encouragent les conventions entre établissements hospitaliers pour la réadaptation et le suivi des malades.

Suite au travail de conviction mené pendant plusieurs années, l'évolution drastique des représentations de l'accident vasculaire cérébral s'est traduite en décisions politiques. Le développement d'une nouvelle médecine des AVC a dépendu alors autant d'une « mise en politique » de pratiques, d'organisations et de techniques innovantes que de facteurs médicaux. D'une lésion dont le médecin ne pouvait que constater la nature et l'origine, l'AVC est devenu une urgence thérapeutique dictant une urgence politique et une implication de tous les acteurs. Cette catégorie de « l'urgence » n'est pas sans rapport avec le rythme rapide de notre société de l'accélération (Rosa, 2008). Remplaçant l'image ancienne du « fléau » sanitaire (comme la tuberculose), ce terme permet de mobiliser le corps social, et ce même dans des domaines comme la recherche sur le cancer, la génétique, les myopathies, etc. sans rapport avec un traitement urgent. La mise en forme des soins sous la modalité de « l'urgence » n'empêche pas voire met en exergue des *lenteurs* et des *retards* face à la nécessité d'agir vite : méconnaissance par le public du caractère urgent de l'intervention, organisation insuffisante de l'orientation précoce vers un service neurovasculaire, attente trop longue

---

1. En 2009, 78 unités neurovasculaires étaient recensées dans notre pays ; celles-ci étaient au nombre de 113 en 2012 (Source : Accident vasculaire cérébral, Site Internet du ministère des Affaires sociales et de la Santé).

aux appareils d'imagerie médicale pour le diagnostic, arrivées tardives des patients dans les services pour une thrombolyse, création très progressive d'unités spécialisées pourvues de tous les moyens médicaux, avec en conséquence un manque de lits affectés aux personnes victimes d'AVC et un nombre limité des thrombolyses effectuées, séjour trop longs dans les services liés au manque de capacités en rééducation.

En effet, la rééducation reste plus dans l'ombre, à l'écart des principaux moyens. Comme c'est souvent le cas dans notre pays, la politique des AVC s'est avant tout tournée vers une prise en charge hospitalière de la phase aiguë. Cet accent mis sur les unités neurovasculaires de court séjour représente une spécificité française. Dans d'autres pays, ce type de service peut accueillir les patients de la phase aiguë à la rééducation. Le rapport remis au ministre de la Santé en 2009 constate que « la mise en place des UNV [unités neurovasculaires] ne suffit pas à assurer une organisation globale de la prise en charge des patients et l'implication de tous les acteurs ». Il souligne le problème de la rééducation des patients (Fery Lemonier, 2009, p. 7). Le secteur de soins de suite et de rééducation est souvent présenté dans les documents officiels comme source d'un « engorgement de la filière », les services d'aval manquant de capacités d'accueil. Pourtant le plan national 2010-2014 ne propose pas de solutions spécifiques pour contrebalancer la priorité donnée à la phase initiale de l'AVC. Quatre ans plus tard, le Haut Comité de la santé publique (2013) met aussi l'accent sur la question des séquelles à propos de l'évaluation du plan 2010-2014[2].

On le voit, par la priorité qu'elle donne à « l'urgence », à la crise et à la phase aiguë, la politique de santé a pu laisser dans l'ombre la nature *in fine* chronique de l'atteinte et la gravité des

---

2. Son rapport souligne que « les indicateurs envisagés aujourd'hui pour mesurer l'impact du plan sont encore à développer ou de qualité inégale et aucun d'entre eux ne traite directement de la question de la fréquence des séquelles, de leur gravité ni plus généralement de la vie après un AVC ». Il met ainsi en garde sur le fait que « l'évolution de la létalité comme celle de la mortalité par AVC dans la population générale ne peuvent s'interpréter isolément dans ce contexte, mais doivent être absolument analysées de façon couplée avec l'évolution des séquelles, laquelle pourrait être divergente ». Il conclut, entre autres, sur la nécessité de mener des études qualitatives, en complément des analyses statistiques, en particulier à propos des questions éthiques.

séquelles. De nombreux patients sont très âgés, malades, déjà atteints de pathologies chroniques dont l'AVC n'est qu'une complication. Les soins d'urgence ne permettent malheureusement pas toujours une amélioration franche de leur situation. La prise en charge se révèle plus complexe et délicate que ne le laisse à penser la mise à disposition de moyens thérapeutiques invasifs. La thrombolyse est un geste risqué pouvant entraîner des hémorragies, aggravant la lésion, précipitant parfois la mort. Touchés par des accidents vasculaires graves, les patients les plus âgés risquent de rester lourdement handicapés, si seulement ils survivent à la phase aiguë. Le risque est grand de distinguer les « bons » malades des autres, notamment les plus âgés et les plus fragiles. Comment s'occuper alors de ceux-là d'une manière adaptée ? Cette nouvelle médecine se trouve confrontée à des enjeux majeurs, tant cliniques que politiques, à l'origine de graves questions éthiques et sociales.

DES ENJEUX MAJEURS POUR LA MÉDECINE ET LE SYSTÈME DE SANTÉ

Les enjeux de la médecine neurovasculaire sont multiples. Ils concernent tout d'abord l'organisation des soins face au vieillissement de la population dans l'optique de mieux adapter la médecine aux maladies chroniques liées au grand âge et de mettre en cohérence des techniques et des spécialités morcelées. Comment ajuster des activités de « réparation » hospitalières et des pratiques autour de la chronicité tout aussi utiles et efficaces ? Cette articulation entre des segments très différents de la médecine concerne, d'une part, les traitements techniques offerts par les unités de soins intensifs, les services de chirurgie, d'oncologie, de cardiologie ou de dialyse rénale, etc. et, d'autre part, l'adaptation des soins aux modes de vie quotidiens, le soutien des personnes à leur domicile ou en institution. Comment pouvoir idéalement organiser, hiérarchiser et agencer en complémentarité ces deux types d'approches selon les situations et les moments sans provoquer de conséquences délétères (perte de chance par abstention ou séquelles suite à une obstination thérapeutique) ? S'agissant des AVC, quel modèle de médecine promouvoir entre intervention technique en phase « aiguë », démarche rééducative et soins du handicap à plus long terme ? Cette évolution des pratiques face à des maladies inguérissables et/ou invalidantes nécessite de la part des professionnels et des pouvoirs publics une organisation des soins spécifique et le développement d'une « médecine de l'incurable » (Mino, Frattini et Fournier, 2008). Les AVC sont au cœur de cette médecine-là.

L'enjeu de l'organisation des soins face à l'incurabilité est d'autant plus sensible depuis que le débat public sur la fin de vie s'est étendu en France aux situations de handicap lourd. La question des séquelles « neurologiques » est devenue particulièrement délicate, notamment à partir de 2004 avec le cas médiatique de Vincent Humbert, patient tétraplégique demandant à mourir. Les prises de positions critiques vis-à-vis de la médecine ne dénoncent plus seulement, comme dans les années 1970 et 1980, un excès de technique qui, en retardant la mort, prolongerait inutilement les souffrances et déshumaniserait les derniers instants de la vie (Timmermans, 1998). Non, ce qui est remis en question par des « cas » médiatiques, au travers du témoignage de certaines personnes handicapées ou de leurs proches, ce sont des conditions de vie produites par la thérapeutique, et jugées indignes ou trop douloureuses. Ces controverses informent les interrogations et les pratiques des services hospitaliers. Au cours des années 1980 et 1990, des sociologues ont déjà pu étudier certains débats concernant l'acharnement thérapeutique et décrire l'évolution des pratiques dans le milieu de la réanimation néonatale (Paillet, 2007 ; Gisquet, 2008). Mais ces interrogations professionnelles étaient restées confinées dans le cercle des spécialistes sans être discutées publiquement ni même avec les parents des enfants atteints.

Or la médecine neurovasculaire est elle aussi concernée par les conséquences de la survie des patients. Lorsque l'accident vasculaire est d'emblée massif ou lorsqu'il s'aggrave, faut-il traiter la personne en unité de soins intensifs ou en réanimation au risque de la voir développer un handicap parfois insupportable pour elle et/ou son entourage ? Les choix à faire alors correspondent à des décisions de vie et de mort. Ces actes sont habituellement désignés dans la littérature médicale par le vocable de « limitation et arrêt de traitement » (LAT). Ils relèvent aujourd'hui de la loi du 22 avril 2005 (dite « loi Leonetti ») relative aux droits des malades et à la fin de vie.

━━━━━━━━━━ **La loi du 22 avril 2005** ━━━━━━━━━━

Les décisions de « limitation et arrêt de traitement » (LAT) ainsi que les arguments les justifiant et leurs modalités d'application sont énoncés dans la loi du 22 avril 2005. La loi fixe en effet pour les professionnels de santé le droit de ne pas entreprendre ou d'interrompre des traitements jugés inutiles, disproportionnés ou n'ayant d'autre effet que le maintien artificiel de la vie (art. 1). Elle réaffirme le devoir de respecter les droits des malades (art. 6) et le devoir d'assurer dans tous les cas la continuité des soins et l'accompagnement de la personne (art. 1).

La nécessité d'une collégialité de la décision, en particulier quand le patient ne peut s'exprimer, y est inscrite afin de prendre en compte la complexité du processus décisionnel et d'éviter l'arbitraire de certaines motivations et projections personnelles. Outre la collégialité, la loi stipule que la décision de LAT doit respecter le souhait du patient et être « traçable ».

Par ailleurs, « la décision prend en compte les souhaits que le patient aurait antérieurement exprimés, en particulier dans des directives anticipées, s'il en a rédigé, l'avis de la personne de confiance qu'il aurait désignée ainsi que celui de la famille ou, à défaut, celui d'un de ses proches » (Article R. 4127-37 ; Décret n° 2006-120 du 6 février 2006 art. 1 du *JO* du 7 février 2006). Les directives anticipées sont un document écrit, daté et signé par leur auteur qui peut, à tout moment, être modifié et dont la validité est de trois ans. Elles doivent être consultées en cas de décision de limitation ou d'arrêt de traitement (art. 7).

Le concept de limitation des traitements est apparu dans les services de réanimation où ces décisions existent depuis bien longtemps et ont fait l'objet de nombreuses études. Néanmoins, la plupart des recherches compréhensives concernent la réanimation et sont issues de contextes anglo-saxons. Le champ particulier de la médecine neurovasculaire reste inexploré (Crozier, 2012). De telles décisions d'arrêt (ou de limitation) de traitement y sont-elles prises ? Pour quels malades, pourquoi et par qui ? Comment sont-elles mises en acte (rôle des médecins, association de l'équipe aux discussions, place des proches et de la famille, représentation du patient dans ces débats, etc.) ? Bref, existe-t-il une spécificité des AVC ? En réanimation, le problème est celui de la définition de la mort et de la qualification d'états limites entre vie et mort (même si certaines études montrent que le handicap peut entrer en ligne de compte). Dans les situations d'AVC graves, les médecins évaluent le risque de décès mais doivent aussi prendre en compte le pronostic fonctionnel. Sur quels éléments fondent-ils leur jugement ? Les modes de raisonnements et les critères peuvent être de nature diverse : épidémiologiques, individuels, cliniques, techniques, psychologiques, sociaux.

De telles décisions rappellent à quel point la mort est présente dans des services où tout est pourtant mis en œuvre pour la repousser (Mino, 2012). Depuis que la politique publique promeut le développement des soins palliatifs, la façon dont se déroulent l'arrêt des traitements et le décès est l'objet d'une attention particulière au sein des institutions. Au cours des années 1990, les sociologues anglo-saxons ont montré que l'arrêt thérapeutique dans les services de réanimation s'ordonne de façon à ce que la mort mime l'évolution « naturelle » de la fin de vie (Seymour, 1999). Le décès (*death*) doit être précédé par le processus du mourir (*dying*). Ainsi les médecins, au travers de leurs discussions, ajustent-ils entre elles pour un même malade deux dimensions de ce processus : des données techniques (*technical dying*) issues des résultats des examens complémentaires, et des signes corporels (*bodily dying*) observés cliniquement. Le déroulement de la mort est orchestré de façon à ressembler à une agonie progressive, notamment par la diminution régulière des drogues cardiotoniques et de l'oxygène délivré par le respirateur artificiel. En agissant de la sorte et en réunissant la famille autour du patient, les médecins renforcent l'aspect « naturel » (non seulement clinique mais aussi social) d'un processus du « mourir » modulé par l'agir humain. Ils cherchent ainsi à lui donner un caractère digne et respectueux. Timmermans (1998) insiste lui aussi sur cet aspect dans son travail sur la mort subite dans les services d'urgence : les techniques de réanimation ne sont pas en soi brutales ou déshumanisantes ; elles peuvent au contraire constituer une opportunité de rendre la mort plus digne (*to dignify death*).

Au travers de l'observation des nouvelles unités de soins intensifs neurovasculaires, cet ouvrage illustrera quelques manifestations concrètes de ces multiples enjeux de la prise en charge des AVC. Comment cette nouvelle médecine se pratique-t-elle ? Que font les professionnels face à des personnes atteintes d'AVC gravissimes ? Que produisent *in fine* de telles pratiques interventionnistes ? La médecine neurovasculaire est un champ privilégié pour explorer les pratiques et les modes d'organisation des soins, en particulier face à une population de patients âgés et de malades chroniques brusquement hospitalisés dans un milieu hypertechnique.

ÉTUDIER LA MÉDECINE NEUROVASCULAIRE EN ACTE

La meilleure manière d'appréhender un problème est de suivre les acteurs concernés dans leurs pratiques et de constater *de visu* ce à quoi ils sont confrontés, ce qu'ils font, ce qu'ils en disent. Pour mieux analyser le travail de la médecine neurovasculaire dans les situations graves, nous avons donc opté pour une observation directe de plusieurs services spécialisés pendant plusieurs semaines[3]. En sciences sociales, l'immersion longue est une méthode de recherche éprouvée dans le champ hospitalier (Arborio, 2007). Elle nous était familière pour l'avoir menée dans des endroits aussi divers que des unités de réanimation infantile, des services d'urgence, des lieux de dialyse (rein artificiel), des accueils pour personnes âgées, des équipes de soins palliatifs ou des centres de cancérologie (Mino et Fournier, 2008 ; Douguet, 2000 ; Gisquet, 2008). Ces « terrains » d'enquête nous avaient préparés à la rencontre avec la forme de médecine en développement ici.

Nous sommes allés voir comment les professionnels s'occupent au quotidien des personnes malades dans quatre services de neurologie à l'organisation contrastée (voir le tableau 1). Trois sont dotés d'unités de soins intensifs que nous avons plus particulièrement observées. Le premier (service Argenson) est entièrement dédié à l'activité neurovasculaire et il dispose de moyens de réanimation (ventilation artificielle). Les deux autres (service Balland et service Champo), même s'ils ont organisé en leur

---

3. Ce travail s'inscrit dans un projet plus vaste : l'étude TELOS (*Treatment in the End of Live of Stroke*) coordonnée par Sophie Crozier. Cette recherche pluridisciplinaire qualitative et quantitative associe médecins, sociologues et statisticiens. Elle vise à comprendre comment se prennent les décisions de LAT pour les AVC graves au sein des unités neurovasculaire françaises et à étudier la démarche palliative auprès de ces patients.

sein une USINV, accueillent d'autres pathologies que les AVC. Le quatrième service (service Dizy) est un service de neurologie générale ne disposant pas d'UNV. Par contraste, son observation a permis de pointer les spécificités du nouveau type d'organisation neurovasculaire. En effet, les différences majeures constatées entre les trois premiers services auraient pu nous empêcher de voir leurs points communs qu'une comparaison avec le service de neurologie générale a mis en exergue. Nous avons pu constater le caractère hypertechnique des USINV, les conditions de leurs pratiques intensives ainsi que la possibilité qu'elles avaient alors d'envisager de limiter les traitements.

Tableau 1 : les services observés

Service	Établissement	Type de service	Réanimation	Soins palliatifs
Argenson	CHU	UNV exclusive	Dans le service et l'établissement	Équipe mobile dans l'établissement
Balland	CHU	Neurologie avec UNV	Dans l'établissement	Équipe mobile dans l'établissement
Champo	CH	Neurologie avec UNV	Dans l'établissement	Aucun moyen
Dizy	CH	Neurologie générale	Dans l'établissement	Lits et équipe mobile dans l'établissement

Nous avons cherché à comprendre le mode de fonctionnement quotidien des services en étant surtout attentifs à la manière dont les professionnels appréhendent les situations les plus graves. Une telle attention s'est traduite par un suivi minutieux des pratiques et de la mise en œuvre des limitations de traitements auprès des cas au pronostic grave et incertain. Nous l'avons fait à partir de l'entrée des patients dans le service jusqu'à la sortie ou le décès. Une présence assidue nous a permis de noter la teneur des échanges, particulièrement entre médecins, au chevet des patients et lors des débats au cours des réunions d'équipes. Lorsque cela a été possible, nous avons assisté aux rencontres avec les proches des personnes malades. Nous avons aussi mené dans chaque service des entretiens *in situ*, c'est-à-dire en cours d'observation, afin de faire préciser et commenter aux professionnels certains aspects de leurs pratiques. Bref, nous avons cherché à comprendre de l'intérieur cette nouvelle médecine et ses questions par une immersion dans le milieu même des soins. Nos observations ont été complétées par la lecture d'une littérature sur les accidents vasculaires cérébraux et la médecine neurovasculaire.

L'analyse s'est exercée à deux niveaux : la comparaison d'une part entre les situations suivies et d'autre part entre l'organisation des différents services. En l'absence d'une définition claire de la gravité, l'analyse au premier niveau a permis de mieux décrire empiriquement les trajectoires d'accidents vasculaires cérébraux « graves ». À partir de nos observations, nous proposons une typologie analytique en fonction de l'évolution de la maladie et de la mise en œuvre des soins. Elle montre que la gravité est un phénomène pluriel se déployant selon différentes temporalités. Ce résultat a facilité la comparaison, au second niveau, de l'organisation et de pratiques de limitation très contrastées entre les services. Tout comme la « gravité » n'est pas une catégorie définie explicitement (ainsi, elle ne sert pas à qualifier de manière formalisée un AVC), les limitations de traitement sont elles aussi informelles. Un seul des services déploie un dispositif explicite destiné à prendre de telles décisions. Il permet aux professionnels de moduler l'intervention thérapeutique en fonction de considérations médicales, sociales et morales. Ce dispositif est porteur d'une nouvelle logique au sein même de la médecine neurovasculaire. Ainsi notre passage par le « terrain » hospitalier nous a montré tout à la fois l'importance des AVC graves et l'existence de limitations de traitements en médecine neurovasculaire.

Le troisième et dernier niveau d'analyse a permis de mettre en perspective ces pratiques avec la politique publique. Il ne faut pas oublier que pratiques, organisation et politique sont intrinsèquement liées dans le cas des AVC. Ainsi, les choix faits par les pouvoirs publics ont des conséquences concrètes tant pour les malades et leurs proches que pour les professionnels. Il est nécessaire d'examiner cet aspect pour avoir une meilleure compréhension de la médecine neurovasculaire mais aussi sans doute pour mieux saisir les implications de nos résultats d'observation. Nous le ferons dans les chapitres ultérieurs selon l'itinéraire suivant.

Le prochain chapitre se situe de plain-pied sur la scène de l'action et explore les lieux et temps de la prise en charge des AVC à la phase dite aiguë (toutes premières semaines). Ces lieux (unité de soins intensifs/salle d'hospitalisation/service de soins de suite et de réadaptation) répondent à des logiques d'action différenciées selon les grandes étapes de la trajectoire de maladie. Ce sera l'occasion de se pencher sur la temporalité à moyen/long terme de l'accident vasculaire au travers de l'élaboration du pronostic clinique, du rôle de l'imagerie, des scores médicaux et de leur utilisation pratique. Le troisième chapitre s'intéressera aux liens entre l'évolution du cours de la maladie et l'organisation des soins en décrivant les trois grands types de séquence de trajectoires d'AVC graves au cours desquelles peut se poser la question d'une limitation ou d'un arrêt des traitements (LAT). Selon le contexte, les LAT s'articulent pour les médecins d'une façon particulière avec le double objet de la mission des unités neurovasculaires : sauver la vie en surmontant les complications mortelles d'une part, et d'autre part amender les séquelles entravant l'autonomie du malade par une rééducation précoce.

Le quatrième chapitre analyse l'exercice de cette médecine lorsqu'elle est confrontée à certaines lésions présentant un risque important de décès et/ou de séquelles fonctionnelles. La principale caractéristique de ces pratiques est leur extrême hétérogénéité entre les services. Elles vont d'une prise en charge « standard » sans limitation de traitement à la volonté implicite d'accélérer le décès en passant par un arrêt rapide de toutes les thérapeutiques. Le cinquième chapitre est consacré à « l'interrogation thérapeutique » instituée par l'un des services étudiés. Le médecin responsable a mis en œuvre une procédure permettant de discuter d'éventuelles limitations de traitement. Ce dispositif est pour les membres de cette équipe une occasion institutionnalisée d'échanges sur la gravité de l'AVC, le pronostic du patient, et de prise de décisions sur les raisons de ne pas intervenir.

Nous discuterons dans le dernier chapitre les conséquences de ces limitations et arrêts sur la conception médicale de la mort, sur le rôle et la responsabilité des médecins dans son déroulement, sur la manière d'envisager la médecine et ses missions. Ce chapitre permet d'approfondir et d'analyser l'éthique en acte de la décision médicale, issue de l'observation de ces services. Puis nous finirons de brosser le tableau en soulignant ses enjeux sociopolitiques. Quelle médecine voulons-nous pour s'occuper de nos proches et de nous-mêmes ? Quels choix faire au sein d'une société médicalisée comme la notre ? Comment garantir des soins de confort et une meilleure vie avec la maladie ? Quelle sera la place du prendre soin ? Parce que les AVC touchent surtout des personnes âgées et très âgées, la structuration d'une médecine neurovasculaire questionne plus largement la politique sanitaire de notre pays face au vieillissement de la population. *In fine*, dans quels buts et selon quelles logiques développons-nous sans le dire, sans le savoir peut-être, un certain type de médecine de la vieillesse ? L'interrogation sous-tendant cet ouvrage n'est jamais formulée en tant que telle dans le débat public.

CHAPITRE II

AU CŒUR D'UNE UNITÉ DE SOINS INTENSIFS SPÉCIALISÉE, LES PRATIQUES DE LA MÉDECINE NEUROVASCULAIRE

PORTRAIT D'UNE UNITÉ DE SOINS INTENSIFS NEUROVASCULAIRES

En quoi consiste le travail des unités de soins intensifs neuro-vasculaires (USINV) dans les jours suivant l'accident vasculaire cérébral ? De telles unités ont pour mission d'encadrer les trajectoires de maladie les plus dangereuses afin de préserver les malades des aléas et des complications de l'atteinte cérébrale. Les soins des USINV représentent un condensé de l'activité médicale hospitalière d'aujourd'hui et donnent à voir le travail de la médecine sur un patient très fragilisé, le plus souvent faiblement participatif et parfois inconscient.

Une USINV constitue un dispositif panoptique médical moderne permettant de surveiller et de corriger certaines anomalies biologiques. Au début du XIXe siècle, les médecins recherchaient les lésions pathologiques par la pratique intensive de l'autopsie. Dans sa genèse de la clinique, Michel Foucault a insisté sur l'importance du regard médical, ce regard incisif qui fouille les profondeurs du corps (Foucault, 1963). Deux siècles plus tard, l'œil scrutant le patient a été institutionnalisé sous la forme de l'unité de soins intensifs. Alors que l'anatomo-clinique à ses débuts devait attendre la mort pour découvrir la lésion, aujourd'hui plus besoin d'ouvrir le corps, celui-ci est devenu littéralement *transparent* (Le Breton, 2013). L'hôpital contemporain est un gigantesque dispositif d'observation des malades *in vivo* : l'agencement spatial, l'organisation du travail, les procédures techniques, les outils d'évaluation clinique, les multiples machines, contribuent à soutenir ce regard démultiplié au sein des services par les différents opérateurs.

Plantons le décor. Dans une unité de médecine neurovasculaire, comme dans toute unité de soins intensifs ou de réanimation, la « surveillance » (c'est un terme médical) s'inscrit dans l'architecture et l'organisation du travail. Les infirmières peuvent observer en permanence les malades depuis leur poste de soin, des procédures et des gestes sont opérés régulièrement dans les chambres, des machines sont reliées au corps et enregistrent les constantes vitales, certains appareils d'examens sont apportés au lit du malade (radiographie X, électroencéphalogramme), des plateaux techniques jouxtent le service, avec leurs outils d'imagerie médicale et leurs laboratoires qui fournissent des résultats visibles par l'ordinateur.

Dans l'unité de soins intensifs neurovasculaires (USINV) étudiée, le lieu central de la surveillance n'est pas la chambre du patient, ni le poste de soin d'où les malades sont observés, ni même la pièce où se réunit l'équipe. C'est dans le bureau des médecins, surnommé « *la ruche* », que sont intégrés les différents éléments de la surveillance (clinique, constantes, enregistrements *in situ*, examens complémentaires). Le matin en particulier s'y croisent dans une atmosphère bruyante médecins, internes, étudiants, infirmière en chef (appelée cadre de santé), secrétaire et infirmières. Pour un visiteur, cette pièce ressemble à une ruche. Au milieu des allées et venues retentissent les questions des jeunes médecins et des « chefs » (les seniors pour les plus jeunes), les commentaires et les interrogations sur les patients, les sonneries de téléphone, les appels aux autres services, les plaisanteries et les rires des externes (étudiants en médecine).

La ruche, c'est aussi le lieu où les abeilles font leur miel et la métaphore prend un tout autre sens. Dans cette pièce, tout au long de la journée, les informations sont recueillies, analysées, discutées et consignées. La plupart des échanges entre médecins se tiennent ici pendant la « visite » de l'unité, autour du négatoscope et des clichés d'imagerie, avant et après avoir examiné un malade. Les informations médicales sont intégrées dans les dossiers : histoire de la maladie, observation clinique, résultats radiologiques et biologiques, entretiens avec les familles... C'est aussi dans la ruche que les infirmières surgissent pour signaler un événement anormal ou poser une question sur les soins. Les médecins s'y réunissent avec les autres professionnels pour discuter du « devenir » des personnes, de leur famille, des aspects sociaux, des prises de décision difficiles, etc. Dans le langage militaire, classique en médecine, la ruche pourrait aussi être vue comme un commandement opérationnel. Y arrivent les dernières nouvelles et en repartent certains ordres : prescriptions, demandes d'examens complémentaires, ajustement des traitements, décisions de limitation de soins, etc. Ce cœur du dispositif d'observation du corps du patient constitue un QG où se décide la lutte contre la maladie.

Surveiller permet d'orienter l'utilisation de l'arsenal thérapeutique et en particulier la « prise de contrôle du milieu intérieur » pour reprendre l'expression de Jean Hamburger, l'un des fondateurs de la réanimation médicale française. Voir, savoir, intervenir : ces trois mots d'ordre orientent les pratiques d'une unité de soins intensifs neurovasculaires. Pour mieux comprendre cette médecine à l'œuvre, examinons maintenant son activité auprès des patients. Les professionnels déploient à la phase aiguë de la « trajectoire » des AVC un double travail, travail de sécurité clinique et travail de confort, tous les deux sous-tendus par la surveillance, le diagnostic et la recherche des causes de la maladie.

TRAJECTOIRE DE MALADIE ET TRAVAIL MÉDICAL

Quelle est l'évolution typique du segment initial de la « trajectoire » d'un AVC, de sa survenue aux débuts de la rééducation ? Proposé par le sociologue américain Anselm Strauss, ce concept de « trajectoire » permet de mieux analyser le travail médical auprès des patients. Selon Strauss (1985), « le terme de trajectoire a pour les auteurs la vertu de faire référence non seulement au développement physiologique de la maladie de tel patient mais également à toute *l'organisation du travail* déployée à suivre ce cours, ainsi qu'au retentissement que ce travail et son organisation ne manquent pas d'avoir sur ceux qui s'y trouvent impliqués. Pour chaque maladie différente, sa trajectoire imposera des actes médicaux et infirmiers différents, différents types de compétences et de savoir-faire, une répartition différente des tâches entre ceux qui y travaillent (y compris, le cas échéant, les parents proches et le malade), et exigera des relations tout à fait différentes – qu'elles soient simplement instrumentales ou de l'ordre de l'expression – entre ceux-ci ».

On le voit, le travail de gestion de trajectoire implique de nombreux acteurs aux compétences diverses, dans des lieux et à des moments différents. Les différentes phases de la trajectoire d'un AVC sont le résultat indémêlable de l'évolution de la pathologie et des pratiques appliquées à la personne et à son corps. En ce sens, une trajectoire est « mise en forme » par les professionnels, au premier rang desquels les médecins, même si son déroulement est grandement influencé par les réactions du patient et de ses proches. Entre routine et adaptation, l'évolution des malades et de leur maladie appelle certains types de tâches et tend à organiser le travail des soignants en conséquence. Selon l'approche d'Anselm Strauss, « les processus de travail mettent en forme les divisions du travail, ainsi que les expériences et les carrières des individus qui l'effectuent, et c'est lui qui influence la structure même des organisations dans lesquelles il se déroule » (Baszanger, 1992). Les schémas des trajectoires habituelles pour un service structurent en effet dans un certain sens l'organisation du travail de soin au travers de routines.

Dans le cas des AVC graves à la phase aiguë, ces routines sont d'autant plus nécessaires que les patients sont très fragilisés et nécessitent une surveillance systématique. Si les tâches sont prédéfinies, le travail de trajectoire n'est pas pour autant aveugle et mécanique. Du fait des aléas de la maladie, appliquer des routines est insuffisant. Il faut si nécessaire pouvoir réagir à temps, intervenir et ajuster la prise en charge aux nouveaux problèmes. La trajectoire est donc un processus, un phénomène sans cesse changeant. Les moyens disponibles sont ajustés de manière évolutive aux cas des malades. L'activité se déroule donc au sein d'une unité au travers d'une interaction permanente entre la structure du service (les techniques, les hommes, l'organisation du travail) et la dynamique des trajectoires. Au travers de l'accomplissement du travail de l'unité neurovasculaire, le cadre d'intervention, les moyens matériels, les protocoles sont mis en en œuvre de manière changeante face aux aléas. En d'autres mots, la structure même de l'hôpital est caractérisée par un processus dynamique : elle est processuelle (*a structure in process* selon Strauss).

Un autre aspect de ce dynamisme est intéressant à souligner, car il concerne l'objet de ce livre. Les professionnels peuvent dans une certaine mesure agir consciemment sur le cadre même de leur action en favorisant une certaine fluidité de la structure processuelle (l'ensemble moyens/pratiques/organisation). Ils peuvent le faire pendant le cours même de la prise en charge, en prenant du recul devant certains événements, en décidant par exemple par un retour réflexif d'activer ou de ne pas activer les pratiques habituelles, notamment au cours de ce que Strauss appelle un *débat de trajectoire*. Ils peuvent aussi décider de modifier certaines manières de faire prédéterminées, certains points d'options préstructurés du travail de trajectoire. Ou bien ils peuvent définir un cadre spécifique pour certaines options qui n'étaient pas débattues auparavant, car elles n'existaient pas. C'est le cas des décisions d'abstention ou d'arrêt de pratiques qui ne sont généralement pas discutées puisque les routines/protocoles permettent, en soins intensifs, d'agir en quelque sorte mécaniquement.

UNE JOURNÉE DANS LA « RUCHE »

Comment se déroule une journée des médecins dans l'unité de soins intensifs ? Les matinées de l'USINV débutent de manière rituelle avec le compte rendu de la nuit par le médecin de garde. Cette réunion, dénommée « les transmissions », réunit toute l'équipe médicale et infirmière, le cadre de santé, les orthophonistes, le psychologue et la secrétaire hospitalière. Elle se déroule dans une salle à part appelée salle de détente, où les équipes font habituellement leurs pauses. Rassemblée autour du médecin de garde, l'équipe s'y rencontre et fait un tour virtuel des malades sur dossier. Cette réunion permet de résumer et de transmettre les derniers éléments des trajectoires, de présenter les « entrants » (nouveaux patients admis pendant la nuit), d'évoquer les hypothèses diagnostiques et les conduites à tenir pour la suite des prises en charge, de résoudre certains problèmes, de rendre compte du comportement des malades et de parler des entretiens avec les familles.

Au-delà des aspects médicaux, les soignants émettent de nombreux jugements subjectifs sur l'état du patient : « *C'est assez épouvantable de la voir comme ça* » (devant les mouvements anormaux d'une patiente), « *c'était horrible* », « *c'était affreux* » (devant un malade ouvrant les yeux en faisant des pauses respiratoires avec une ptose de la langue), « *j'ai failli vomir* » (air dégoûté face à des expectorations purulentes et malodorantes). Pour les médecins seniors, la réunion du matin est aussi l'occasion de s'organiser : préparer le travail de l'interne, prioriser ses tâches, négocier si nécessaire certains changements d'examens complémentaires avec le plateau technique puis, en faisant le point sur les lits disponibles, gérer les flux de malades, anticiper les passages entre l'unité de soins intensifs et la « salle ». Ces rencontres permettent aussi de donner à l'équipe des informations pratiques sur la vie du service. Ces remarques sont l'occasion d'appréhender l'ambiance et le moral de l'unité vis-à-vis de tel ou tel patient. À la fin des transmissions, le médecin de garde confie au médecin senior « d'astreinte » le téléphone du service grâce auquel il répondra aux demandes externes (avis pour un autre service, consultation urgente, demande d'admission, décision de thrombolyse).

Puis a lieu « la visite » menée deux à trois fois par semaine par les « chefs » et les autres jours par les internes. Menée selon un mouvement pendulaire entre les box des malades et le bureau médical, la visite suit une séquence de travail répétée pour chaque patient. Elle débute dans la ruche, à l'instigation du senior, quand l'externe récite d'un ton monocorde, en hésitant parfois, l'histoire de la maladie et décrit l'examen physique. Un moment est passé à interroger les étudiants sur la localisation de l'accident vasculaire. Dans la lignée de l'approche anatomo-clinique, la démarche diagnostique neurologique est fondée sur une logique topographique fonctionnelle associant à une partie du cerveau les troubles observés chez un patient. La notion de « territoire » servant de support organique aux diverses fonctions cérébrales (motrices, sensorielles, cognitives, végétatives) fonde un jeu de correspondances entre des répercussions cliniques et une lésion. À partir de la localisation supposée de l'atteinte, il est alors possible de déduire de la carte du réseau vasculaire cérébral (décrivant quels vaisseaux irriguent quels territoires) quelle est l'artère touchée. C'est ce qui est demandé aux externes au cours de ce moment d'enseignement clinique de la sémiologie des AVC.

Le médecin senior confronte alors les hypothèses des étudiants aux clichés radiologiques et aux examens complémentaires. Il pose des questions à propos du diagnostic et de la cause de l'accident puis prononce une phrase rituelle : « *On va l'évaluer cliniquement ?* » Les blouses blanches se déplacent en aréopage au lit du malade, maintenant entouré des internes, des externes et des stagiaires. Le senior l'interroge et mène son examen clinique, en particulier le recueil du score NIHSS (*National Institute of Health Stroke Score*), aidé de l'interne comme on le verra plus bas. Il donne au patient des explications sur son accident puis transmet ses décisions aux participants, envisage, une fois la phase critique de l'AVC passée, l'orientation du patient (passage en salle, transfert dans un service de rééducation). De retour dans la ruche, il répond aux questions, consigne dans le dossier médical son avis et les principales décisions. Pendant ce temps, l'interne actualise les prescriptions sur l'ordinateur et rédige avec l'aide des externes les éventuelles demandes d'examens complémentaires.

Lorsqu'ils ne font pas la visite, les médecins seniors rencontrent l'entourage du patient ou sont en consultation, ils revoient les malades hospitalisés dans le service après quelques mois, ils donnent des avis pour d'autres patients dans l'hôpital. Ils vaquent à une multitude d'activités, médicales, institutionnelles, de formation et de recherche. Néanmoins, l'USINV bénéficie d'une permanence médicale 24 heures sur 24. L'après-midi, l'ambiance de la ruche est beaucoup plus calme que le matin malgré une certaine activité. La plupart des discussions ont lieu là, plus rarement au lit des patients. Les familles sont présentes et demandent à voir les médecins. L'équipe se retrouve aussi dans la ruche une fois par semaine pour des réunions « sociales » sur le « devenir » des patients. Elle se réunit pour des rencontres sur les décisions de LAT des personnes les plus gravement atteintes. Les seniors font de manière informelle le point sur certaines trajectoires complexes ou périlleuses, ils discutent du cas d'un entrant. Puis, en début de soirée, le relais est pris par le médecin de garde. C'est un praticien du service ou un médecin qui connaît bien l'USI. Ce seront les heures les plus calmes, même si pour l'équipe les soins peuvent se révéler intenses et agités.

Au-delà d'un rythme immuable, de l'agitation du matin au calme de l'après-midi et au silence de la nuit, l'ambiance de la ruche est traversée par des à-coups et des pics de tension quand l'état d'un malade s'aggrave ou à l'arrivée dans le service d'une « suspicion de thrombolyse ». Le cadre temporel de la médecine neurovasculaire est institutionnel : organisation de l'USINV au rythme fluctuant selon le moment de la journée, répétition rituelle des réunions quotidiennes et hebdomadaires. Mais la temporalité neurovasculaire relève aussi de la maladie et de la trajectoire : selon le moment de la trajectoire, le patient passe d'une unité intensive destinée à maintenir sa vie hors de danger à un service de médecine puis à un dispositif de réadaptation. Il change en quelques semaines d'environnements organisationnels dont les objectifs, les principes et la logique de soin, le contenu du travail sont différents. C'est ce que nous allons voir maintenant.

LA PHASE INAUGURALE DE LA TRAJECTOIRE D'AVC, LE DIAGNOSTIC ET LA DÉCISION DE THROMBOLYSE

Le segment initial de la trajectoire d'AVC est marqué par différentes phases auxquelles correspondent des lieux aux moyens et à l'organisation différenciée. Les professionnels peuvent tout d'abord faire le diagnostic puis administrer très rapidement un traitement considéré comme efficace, puis en surveiller les effets les jours suivants, suivre l'évolution de la maladie, enfin amorcer une rééducation active des troubles moteurs et de la parole.

Les tout premiers jours, juste après l'accident, représentent une période délicate. C'est pourquoi le patient peut être hébergé en unité de soins intensifs. Mais cette phase critique est elle-même précédée d'une phase inaugurale, d'une durée de quelques minutes à quelques heures, où surviennent plus ou moins brutalement les signes avant-coureurs de l'accident et où les premiers gestes médicaux peuvent être effectués. Pour la plupart des accidents, le diagnostic est fait avant même l'entrée dans le service. Les modalités de l'installation du trouble ainsi que les signes cliniques (paralysie, mutisme…) permettent de suspecter un accident cérébral d'origine vasculaire. Le plus souvent ce sont des médecins urgentistes (du SAMU, des pompiers, d'un service d'urgence ou d'un autre service) qui appellent l'unité de soins intensifs neurovasculaires pour une hospitalisation. Le patient peut avoir déjà bénéficié d'un scanner et le diagnostic avoir été porté. En médecine neurovasculaire comme dans les autres spécialités, mener aujourd'hui à son terme le travail diagnostique repose autant sur le contact direct avec le malade que sur les examens dits paracliniques, ici les méthodes d'investigation radiologique (scanner et IRM).

Rapportés à un contexte d'apparition brutale des symptômes, les résultats de l'examen clinique objectivent la réalité phénoménologique du trouble. Mais, tandis qu'ils peuvent prêter à interprétation, l'imagerie cérébrale facilite le diagnostic. L'apparition de la technique a modifié, élargi d'une certaine manière le travail médical, qui ne se limite plus à la clinique. La médiation de machines permet d'observer directement la lésion : l'accident vasculaire cérébral se constate d'un simple coup d'œil. Comme le dit une formule tant de fois répétée par les médecins : « *L'IRM montre, etc.* », aujourd'hui le corps du malade est tout simplement devenu transparent. C'est l'exercice *in vivo* du regard médical né au xixᵉ siècle au travers de l'autopsie (« *ouvrez quelques cadavres,* écrivait Bichat, *et vous verrez, etc.* »). Sans attendre le décès, la preuve est apportée par une image dont l'évidence ne se discute pas (dans la majorité des cas). Les clichés permettent de décrire la lésion, d'en mesurer la taille et la topographie, de reconnaître le mécanisme, ischémique ou hémorragique, ce que l'examen du patient est incapable de faire. Comme dans bien d'autres spécialités médicales, « le diagnostic se fonde de plus en plus sur des critères quantitatifs de décryptage des images et de moins en moins sur l'interprétation personnelle du médecin » (Douguet, 2011, p. 41). En revanche la gravité de la lésion est autant voire mieux analysée par le regard clinique, c'est-à-dire par l'examen physique du malade par le neurologue, que par la radiologie. En effet, certaines images peuvent prêter à interprétation pronostique. Si le corps est devenu transparent, le travail médical s'est aussi paradoxalement complexifié.

Les patients arrivent en USINV après que leur cas ait été soumis aux médecins seniors qui en régulent l'accès le jour, et au médecin de garde la nuit. Des signes évocateurs d'un AVC suffisent à ce que la personne soit directement amenée dans la salle de radiologie qui jouxte le service. Cet examen est primordial, il faut agir vite. Non seulement il confirme le diagnostic mais surtout il permet d'envisager une intervention. Outre la suspicion d'AVC, le critère principal d'orientation vers le service neurovasculaire est en effet la perspective de pouvoir effectuer une thrombolyse si l'accident est d'origine ischémique. Celle-ci doit se décider dans les toutes premières heures (3 heures jusqu'à il y a peu, 4 h 30 heures maintenant pour la thrombolyse IV et jusqu'à 6 heures pour des procédures endovasculaires). Le temps que l'examen radiologique ait été effectué et que le patient arrive dans le service, le laps de temps écoulé est de quelques dizaines de minutes (habituellement entre 20 et 30 minutes). Au sein de l'unité, un lit est laissé vide en permanence afin de pouvoir accueillir un tel malade. L'intérêt professionnel est maximal pour ce type de patient dont le cas est dénommé « une suspicion de thrombolyse ».

Un tel cas recèle un espoir d'amélioration en permettant de « faire quelque chose », selon la valeur d'action dominante dans la médecine contemporaine. Les praticiens peuvent agir et ce dans une spécialité (la neurologie) marquée souvent par l'impuissance. Une telle situation est aussi pour les médecins une opportunité d'exercer leur savoir-faire. Ils doivent décider rapidement en pratiquant un geste (valeur technique), et peuvent ainsi améliorer l'état de santé du malade (valeur d'utilité). Néanmoins dans des cas litigieux, où l'indication n'est pas évidente, où la situation du malade est grave, une telle décision est difficile. Une suspicion de thrombolyse permet de mettre en scène l'intérêt de la médecine neurovasculaire aux yeux de ses propres agents, médecins et paramédicaux, ainsi qu'à ceux des patients et des familles. C'est sans doute, avec la tension inhérente à l'urgence, ce qui explique l'excitation qui règne dans l'unité au moment de l'arrivée d'un tel malade. Comme le dit de manière imagée (mais inexacte) un médecin senior aux étudiants : « *C'est le candidat idéal pour la thrombolyse : l'accident est là et il faut y aller tout de suite, chaque minute compte ; 1 minute de perdue = 20 % de handicap en plus.* » La procédure de thrombolyse est relativement simple à mettre en œuvre. Elle consiste à injecter un produit par voie intraveineuse comme on le voit dans l'exemple suivant.

━━━━━━━ Une thrombolyse réussie ━━━━━━━

Monsieur D., 49 ans, a brutalement présenté à son travail une paralysie de tout le côté gauche et des maux de tête accompagnés de vomissements. Il est arrivé par le SAMU et se trouve actuellement au scanner.

Au scanner à côté du service de neurologie.
Les médecins neurologues constatent une ischémie étendue sur occlusion de l'artère sylvienne droite superficielle et profonde, l'artère principale de l'hémisphère cérébral droit.
Le médecin à l'interne : « *Tu le montes tout de suite et tu dis aux filles de faire très vite.* »
L'interne en montant : « *Vite ! vite !* »
L'externe (étudiant en médecine) : « *Ils ont hésité à la thrombolyse parce que l'ischémie était très étendue.* »
Le patient est amené dans l'unité de soins intensifs.

Dans l'unité de soins intensifs, dans la chambre.
L'infirmière 1 : « *Vous avez envie de vomir monsieur ? un peu ?* »
Monsieur D. fait oui avec la tête.
L'interne : « *On lui met du Primpéran tout de suite.* »
Le patient de la chambre à côté demande : « *Elle va passer, l'interne ?* »
L'infirmière 1 : « *Y a une urgence, là, monsieur. Donc elle passera vous faire la discussion plus tard.* »
Monsieur D. est allongé sur le lit, il ne dit rien et aide l'équipe à le déshabiller.
L'infirmière 2 : « *Est-ce que vous avez des douleurs ? Mal à la tête ?* »
Il fait non en secouant son doigt.
L'infirmière 2 : « *Vous pouvez me dire oui/non ?* »
Monsieur D. : « *Un petit peu.* »
La première infirmière regarde d'un œil réprobateur les cinq externes en train d'observer à l'entrée alors que l'équipe s'agite dans la chambre.

Le médecin arrive : « *C'est bon ?* »
L'interne : « *On a passé le bolus à 1 h 45 [après le début de l'accident].* »
Le médecin : « *Vous l'avez pesé ?* »
L'infirmière 3 : « *Il fait 82 kg.* »
Le médecin au patient : « *Bonjour, je suis le docteur Y., je suis neurologue. Vous avez bouché une artère dans votre cerveau, et on va essayer de la déboucher.* »
Monsieur D. tremble.

Le médecin : « *Vous avez froid* ? (non) *Vous êtes angoissé* ? (non) »
Pendant l'ECG, le médecin lui dit : « *Respirez bien, tranquillement, tranquillement.* »
Puis il l'interroge : « *Est-ce que vous avez mal à la tête* ? (oui avec la tête) *au cou* ? (oui) *où* ? »
Monsieur D. touche le côté droit de sa nuque.
Le médecin : « C'est depuis quelques jours ? (oui) *D'accord. On peut lui faire du Perfalgan. Est-ce que la douleur revient derrière l'œil* ? (oui) *Je vais essayer de joindre votre femme pour la prévenir. Maintenant on va revenir toutes les heures pour vous faire un examen neurologique. Vous n'allez pas bouger, vous allez rester bien à plat. Si vous avez mal ou s'il y a quelque chose, vous nous appelez, on va vous donner la sonnette... Vous n'avez pas de traitement au long cours* ? (non) *pas de maladie particulière* ? (non) *Vous fumez* ? (non) *Vous êtes sportif* ? (non) »

Le médecin en sortant de la chambre parle à l'interne : « *C'est une dissection vu l'âge, avec la douleur cervicale et rétro-oculaire.* »
Il appelle sa femme : « *Le travail de votre mari vous a déjà appelée pour vous dire qu'il avait fait un malaise ?... il a fait ce qu'on appelle un infarctus cérébral, c'est-à-dire qu'il y a une artère qui s'est bouchée... heu, oui, heu, ce n'est pas tout à fait petit...* (il lui explique comment venir dans le service) *Vous pensez être là dans combien de temps ?... Oui, il est conscient, tout à fait, il arrive à dire son nom, son âge, par contre son côté gauche pour l'instant ne fonctionne pas... Voilà, c'est le côté gauche qui ne répond pas... Je ne pense pas que ça ait un rapport. Par contre, la cervicalgie, les céphalées à droite, ça a probablement à voir... c'est lié au cerveau droit qui commande à gauche... Vous sonnez, on m'appellera et on pourra s'expliquer au calme.* »

La thrombolyse va se révéler efficace, Monsieur D. commence à récupérer, et cinq jours plus tard le médecin résume : « *Il a fait un accident très étendu mais maintenant il bouge bien, il va bien remarcher, il a fait une dissection de la carotide confirmée, il était à très haut risque, ces patients-là, la moitié meurent, lui il a recanalisé* [son artère s'est débouchée]. »

Si elle est simple à mettre en œuvre, poser l'indication d'une thrombolyse relève de la responsabilité des médecins seniors tant l'enjeu est important. La nuit, un praticien de garde moins expérimenté peut aussi faire appel à eux pour les situations complexes ou litigieuses. Néanmoins, la nature de la décision prise est susceptible de varier selon les médecins seniors consultés, selon la gravité de la situation (au-delà des contre-indications classiques : délais trop longs depuis le début de l'accident, risque hémorragique, atteinte légère) ou encore selon les caractéristiques du patient. Ainsi, la décision reste le fruit d'un jugement individuel et se révèle peu régulée par des critères collectifs. Devant un cas d'AVC très grave, deux types d'attitudes peuvent être distinguées. D'une part certains praticiens considèrent que le geste peut être tenté, car comme le dit ce médecin : « *Le pronostic neurologique est sévèrissime là, donc qu'est-ce qu'on perd à essayer ?* » La thrombolyse présentant des risques de complication, elle met en jeu « le courage d'échouer » (*courage to fail* selon Fox et Swazey, 1974), c'est-à-dire le fait d'oser prendre un risque.

D'autres praticiens pensent au contraire qu'il est préférable de ne rien faire au motif de ne pas aggraver l'accident : « *Si elle fait l'hémorragie cataclysmique, elle va mourir et ce sera horrible.* » Pour eux, la décision relève plutôt d'une grande prudence, de la sagesse de ne pas tenter de geste délétère afin d'éviter un préjudice encore plus grand. On le voit, ce sont tant des raisons morales que des raisons médicales ou techniques qui président à ce type de décision. Néanmoins, un refus d'intervenir n'est pas vu comme une limitation de traitement. C'est une contre-indication du fait de la gravité de la situation. Dans la logique inverse, une thrombolyse dans un cas grave ne sera pas considérée comme un geste « déraisonnable ». Elle sera plutôt envisagée comme un ultime effort pour retourner la situation.

Si certains médecins sont plus interventionnistes que d'autres, cela ne leur est jamais reproché, même si le patient présente secondairement une hémorragie. Selon le principe classique d'autonomie professionnelle régissant l'exercice médical, l'on s'en remet à la responsabilité individuelle dans ces cas où la conduite à tenir n'est pas systématisée. Il n'y a pas de prééminence de l'un des seniors de l'équipe sur les autres (sauf quand un praticien moins expérimenté demande conseil à la personne d'astreinte). De même, le chef de service n'intervient pas dans de telles décisions sauf si on lui demande son avis. Néanmoins les cas difficiles ou compliqués sont habituellement rediscutés avec l'ensemble de l'équipe médicale lors d'une réunion hebdomadaire avec les radiologues.

Suite à cette phase inaugurale, la personne va rester dans l'unité de soins intensifs pendant environ une semaine : c'est la phase critique. Les phases inaugurale et critique de l'AVC réduisent les perspectives de vie du patient et l'assignent à l'unité de soins intensifs. Les préoccupations des médecins se focalisent sur l'instant présent et l'évolution immédiate des troubles. Le risque de décès est grand. L'horizon temporel de la phase inaugurale est de quelques minutes/heures. À la phase critique, il est de quelques heures/jours. En quoi consiste cette prise en charge de soins intensifs des malades les plus graves ?

OBSERVER ET ÉVALUER L'ÉTAT NEUROLOGIQUE DU MALADE

Une fois la thrombolyse effectuée (ou s'il n'y a pas eu de thrombolyse), le patient est mis sous une surveillance standardisée, neurologique et générale. Effectuée à intervalles réguliers, celle-ci consiste à recueillir systématiquement certains éléments : signes neurologiques (conscience et examen neurologique, score spécifique « NIHSS » évaluant la gravité), constantes vitales (pouls, tension artérielle, respiration, température), analyses du sang et du milieu intérieur, aspect de la lésion à l'imagerie cérébrale. La surveillance mobilise toute l'expérience et la phénoménologie clinique médicale au lit du malade, les infirmières étant chargées du recueil routinier et devant prévenir les médecins en cas d'anomalie. Elle se fait dans la chambre par l'examen physique et par les machines reliées au patient. Celui-ci ou certains de ses produits corporels (sang, urine, crachats, selles, etc.) peuvent être déplacés vers les services du plateau technique.

La surveillance implique donc une chaîne comprenant l'unité et les services médicotechniques de l'hôpital. C'est un travail collectif dirigé par les médecins et délégué aux infirmières, aux machines et aux laboratoires. Il s'actualise et se diffuse à ses différents protagonistes lors des transmissions, de la « visite » quotidienne, de l'écriture des dossiers et des fiches de surveillance. La surveillance vise à garantir la sécurité clinique et représente une grande part du travail effectué tant auprès du patient qu'au sein des différentes professions du service en interaction. Bien que confondus sous un même terme, deux types d'action distincts concourent à la surveillance de l'AVC : recueillir certaines normes, critères et indicateurs systématiquement et en fonction des troubles, *et* tout à la fois évaluer leur valeur et leur évolution, séparément ou de manière agrégée. Du fait de la nature cérébrale de la lésion, l'examen neurologique est au premier plan à côté des constantes vitales.

Dans les accidents graves, les premiers jours le patient est confus, dans un coma plus ou moins profond. La surveillance de la vigilance du patient est alors au premier plan. Puis, une fois le patient réveillé, on observe le degré d'interaction (comprendre, répondre aux sollicitations, se faire comprendre) et le comportement (calme et coopératif, agité, opposé aux soins). La surveillance *neurologique* se fait par un examen formalisé, par l'observation du malade et de signes interactionnels. Elle repose aussi sur le travail des machines d'imagerie cérébrale. Elle transparaît dans nos observations des transmissions au travers des remarques des infirmières et lors des visites des médecins. Se dessinent différentes gradations qui sont autant d'étapes de l'amélioration de l'état du malade : se réveiller/être vigilant/être présent, en contact/comprendre/exécuter un ordre simple/donner une réponse/s'exprimer spontanément.

La surveillance clinique repose en grande part sur les infirmières, car elles sont en contact permanent avec les malades. Elle est très fine phénoménologiquement, ce que montrent les expressions suivantes issues des différentes réunions d'équipe du matin : « *les yeux sont fermés* », « *il commence à ouvrir les yeux* », « *il ouvre les yeux* », « *il n'est pas très loin* », « *il est plus éveillé, il bouge plus les yeux* », « *elle est en train d'émerger* », « *vigilance fluctuante* », « *il reste vigilant* », « *bien vigilante* », « *hier il était hyper présent, quand sa famille était là* », etc. Ce recueil d'observations permet aux médecins de comparer l'évolution du malade à la trajectoire type selon l'ancienneté de l'accident et le type d'atteinte. Par exemple, dans le cas de cet homme affecté d'un AVC avec une grave hémorragie, la persistance du coma pose question : « *Ça fait quand même dix jours* » (interne), « *le fait qu'il ne se réveille pas à son âge, sachant qu'on est à J19...* » (médecin senior). Ou, chez cette femme atteinte d'un AVC ischémique étendu : « *syndrome confusionnel qui persiste, épisodes de grande somnolence, relativement habituels dans ce type d'atteinte* » (médecin à J11).

Ainsi la surveillance neurologique consiste-t-elle à suivre et à évaluer l'évolution de la trajectoire, ascendante, descendante ou

stationnaire. Elle permet de formuler un jugement, par exemple :
« *il fluctue* » ou bien « *il a récupéré, c'est merveilleux* ». Si jamais la
vigilance diminue, c'est peut-être le signe d'un nouveau problème
(aggravation de la lésion, nouvel accident ou autre), et les médecins commencent une recherche des causes possibles par des
explorations complémentaires. Le retour à la conscience est l'occasion de faire un premier bilan de l'état cognitif et des capacités du patient. Les professionnels jugent, à nouveau, selon une
gradation progressive, le « *contact* » pour lequel, en l'absence
de la parole, le regard et les expressions du visage sont primor-
diales : « *la semaine dernière, on n'avait rien* », « *on n'a jamais eu
de réponse* », « *elle est fluctuante mais on arrive à avoir un contact
prolongé avec elle* », « *son regard, il est expressif* », « *il se passait
des choses* » (réactions du patient en présence de sa famille), « [il
est] *réactif* », « *elle fait des sourires, une reine !* ».

Ainsi une patiente réveillée pourra-t-elle être qualifiée comme
suit par un médecin : « *Elle n'est pas là, elle a les yeux ouverts,
mais elle n'est pas en contact avec le monde, elle est vigilante mais
pas consciente.* » Le contact établi permet de tester le niveau de
« *compréhension* » du malade quand on lui demande notamment
d'exécuter certains gestes. Les médecins le font lors de leur examen
clinique, comme en témoignent des observations comme : « *cette
nuit, j'avais l'impression qu'il comprenait des choses* », « *il a une
bonne compréhension* », « *il répond aux ordres simples* ». Quand
le patient est totalement paralysé, les médecins lui demandent de
cligner des yeux. Enfin, le niveau interactionnel le plus accompli est
la capacité de s'exprimer spontanément, de se faire comprendre et
d'interagir. On a ainsi pu entendre : « *Oh oui, oui, on a des échanges,
elle peut dire si ça gratte. Moi elle m'a dit de la laisser tranquille
aussi.* » Ou dit plus laconiquement : « *Il parle.* » Parallèlement à la
capacité d'interagir, les professionnels surveillent le comportement
général et notamment l'agitation. Celle-ci peut se manifester par
plusieurs attitudes : crier, arracher sa sonde (gastrique ou urinaire),
être éveillé la nuit, bouger sans cesse.

Outre le fait d'être souvent le signe d'une confusion mentale,
habituelle les premiers jours, l'agitation est très perturbatrice du
travail des infirmières. Elle bouscule l'ordre du service, dérange les
malades dans les box proches et les familles. Elle peut empêcher
certains gestes de soin et entraîner alors une décision de contention. Un comportement différent, plus tardif dans l'évolution de

la trajectoire, correspond au fait « d'être dans l'opposition » : garder les yeux obstinément fermés, ne pas exécuter les ordres, refuser de manger, arracher sa sonde. Toute la question pour les professionnels est alors de savoir si ce comportement manifeste un refus volontaire des soins ou bien s'il s'agit d'un effet de l'atteinte cérébrale, comme dans le cas de cette patiente qui s'agite avec de nombreux mouvements anormaux : « *Il faut trouver une solution, c'est sûr que c'est organique, c'est une conséquence de son accident.* » Néanmoins, l'état neurologique de beaucoup de patients s'améliore avec le temps et occasionne de véritables renaissances, étonnant alors les médecins qui les avaient vus non conscients et non communicants.

————————— **La renaissance de Monsieur M.** —————————

Monsieur M. a presque 90 ans. Il est victime d'une hémorragie cérébrale droite importante (« *hématome profond étendu* », « *très gros hématome* ») alors qu'il était sous traitement anticoagulant. Son cas est grave, Monsieur M. présente un risque d'« engagement » suite à un « effet de masse » c'est-à-dire de mort par détresse respiratoire liée à la compression par l'hématome des commandes respiratoires du cerveau. Les premiers jours les médecins sont inquiets car « *il s'est un peu aggravé, avec un hématome qui a continué à grossir* » (médecin senior).

Suite à cet accident vasculaire, le patient est peu conscient, dans un semi-coma, dans cet « entre-deux » caractéristique des premiers jours des lésions importantes. Lorsque le médecin senior va le voir lors de sa visite le quatrième jour, il lui dit bonjour, lui touche la main puis le bras. Il enchaîne sur un « *serrez-moi la main* », sans doute pour s'assurer que le patient le comprend. Il lui demande s'il a mal, le patient est peu réactif, répond péniblement que non, il paraît « ensuqué ». L'examen est continué par les internes qui constatent que la vigilance du patient est moindre.

Le sixième jour, lors des transmissions, un médecin senior remarque : « *Il n'ouvre pas les yeux, mais il répond aux ordres simples.* » Le lendemain, Monsieur M. reste très fragile sur un plan cardiorespiratoire, il a de la fièvre alors qu'au plan neurologique il est stable. L'interne commence rituellement l'examen clinique par un « *vous avez mal ?* ». Le patient garde les yeux fermés, et il grogne : « *Non.* » Puis l'interne pose une série de questions destinées plutôt à s'assurer de la vigilance du patient

qu'à obtenir une réponse : « *Vous avez des questions ? - Non !
- La respiration ça va ?* » Le patient grommelle un oui. Lors de
la suite de l'examen, alors que l'interne effectue un prélèvement
sanguin, le patient semble n'être plus présent.

Les jours suivants sont consacrés à juguler une infection respiratoire qui laisse le patient très encombré. Le dixième jour, lors de
la visite du médecin senior, celui-ci souligne que la vigilance est
« *fluctuante* », que « *par contre il dit qu'il n'a pas mal, c'est déjà ça* ».
Deux jours plus tard, l'état du patient est toujours fluctuant, mais le
« risque vital » semble s'éloigner petit à petit. Au début de l'examen
clinique l'externe lui dit qu'il le trouve mieux. Il y a une ébauche de
dialogue, Monsieur M. répond en faisant un compliment. Il ouvre
les yeux et parle, donne son âge en se trompant, l'externe l'aide à
corriger. Monsieur M. commente : « *Je deviens vieux...* » Puis sa
vigilance baisse, il n'ouvre plus les yeux et parle bas.

Si Monsieur M. est plus présent (« *neurologiquement il est beaucoup mieux* », dit le chef de clinique), il faut attendre presque trois
semaines pour communiquer réellement avec lui. Au dix-huitième
jour, au début de la visite, l'interne lui trouve un « *bon aspect* ».
Monsieur M. lui répond : « *On n'a plus 20 ans !* » L'interne rit puis
lui serre la main en disant : « *Enchanté de faire votre connaissance !* » Il continue l'examen : « *Je vais regarder un petit peu vos
jambes.* » Il est amusé par le « *oui* » du patient. Puis il effectue
une palpation de l'abdomen, demande au patient s'il a mal ou s'il
se souvient d'avoir été à la selle. Il remonte Monsieur M. dans le
lit avec l'aide de l'externe, en le tenant par les épaules.
L'interne : « *Eh bien, on a réussi ! Ça va comme ça ? Oui ?* »
Le patient dit oui. L'interne répond alors à sa place sur un ton
enjoué : « *Ça va, ça va, on fait aller !* » Puis il ajoute : « *On va
écouter un petit peu votre cœur.* » Par la suite, Monsieur M.
demande à quelle heure son petit-fils va passer. Pour finir, l'interne s'adresse à l'externe : « *Ben écoute, je le trouve pas mal,
moi.* » L'externe est positivement étonné : « *Ben ouais !* » et de
rappeler que le patient était endormi la veille. Avant de partir,
l'interne lance : « *Nous vous souhaitons une bonne journée ! On
vous reverra peut-être cet après-midi. « Avec plaisir* », répond
Monsieur M., puis il lance à l'externe : « *Bonne réussite à vous !* »
Nouveaux rires. Dans le couloir vers le bureau médical, l'externe
est enthousiaste : « *Il est vachement mieux !* »
Monsieur M. quitte l'unité de soins intensifs pour la « salle »
deux jours plus tard. Tous reconnaissent que « *c'est vrai qu'il est
bien* » (interne), « *c'est impressionnant* » (externe).

Le score NIHSS : quantifier l'examen neurologique

Dans l'USINV étudiée, l'état neurologique du patient est synthétisé par un score clinique : le NIHSS. Le calcul de cet élément très important de la surveillance quantifie l'examen clinique. Il permet d'enregistrer de manière condensée l'état neurologique sous la forme d'une note. On peut comprendre le terme d'« examen clinique » dans le sens classique d'« observation » de la situation du malade. Mais ici « l'examen » est aussi une « épreuve » que l'on fait subir au patient afin d'évaluer ses capacités. Par exemple, lors du test de la motricité du bras droit, le médecin va demander au patient de faire un mouvement, va évaluer la plus ou moins grande force d'exécution puis lui attribuer un chiffre de 0 à 4. Les résultats de ces épreuves sont notés sous la forme de chiffres qui seront agrégés en un score total.

Le NIHSS ne mesure pas au sens habituel, comme une machine, un composé chimique dans le corps. Il procède d'un codage humain, lorsque le médecin cote la performance du patient. Celui-ci transforme son appréciation qualitative en des chiffres dont la somme constitue le score à l'issue du test effectué au lit du malade. Ce score agrège sous la forme d'un résultat compris entre 0 et 42 le *testing* de la motricité, de la conscience, de la compréhension et du langage du malade. Plus le résultat est élevé, plus l'état neurologique du patient est grave. Le NIHSS constitue en quelque sorte la synthèse donnée par un simple chiffre des différentes étapes de l'observation neurologique. Ce faisant, il représente, pour tous les professionnels, un aide-mémoire de la gravité de l'état du malade à un moment donné.

──────── **Élaboration au lit de Madame M. du NIHSS à J2** ────────
(deuxième jour) d'un accident ischémique massif

Lors de la visite à Madame M., le chef de clinique dit qu'il faut faire un NIHSS, demande que l'externe apporte le dossier médical, et comme celui-ci n'est pas là c'est l'interne qui va le chercher.
Le chef de clinique, placé du côté gauche de la malade, commence le test.

À chaque manœuvre, il attribue une cotation en fonction de la réaction de la patiente à la stimulation ou à l'ordre donné.
Il ouvre l'œil de Madame M… : « *Ouvrez les yeux… D'accord.* »

À nouveau, en parlant fort : « *Bonjour, serrez, lâchez ma main.* »
Il prend le bras gauche : « *Mettez le bras en l'air* » (le bras
retombe), par contre une fois sur le drap le bras se replie.
« *Essayez de tenir la jambe en l'air, je vous aide* (même résultat).
D'accord. »
Puis il teste des deux côtés le signe de Babinski (extension lente
du gros orteil lorsque l'on stimule la plante du pied de haut en
bas), il passe de l'autre côté du lit.
Il pince la patiente fort au niveau du thorax : « *Vous sentez que
je pince un peu ?* » : pas de réaction

Il recommence la même chose du côté droit : « *Essayez de me
serrer la main de ce côté* », « *essayez de plier votre bras* » : pas
de réaction mais le bras opposé se plie.
Le chef de clinique se penche sur la feuille du NIHSS et calcule
le score en additionnant l'ensemble des différentes cotations.
Le NIHSS depuis l'entrée oscille autour de 30 (de 29 à 34). Il
conclut : « *C'est pas top.* »

La transformation des composantes d'un examen clinique
multidimensionnel en un seul chiffre récapitulatif est un outil
précieux pour les neurologues. Les professionnels peuvent
comparer la situation neurologique d'un moment à un autre,
y compris selon différents observateurs d'un même malade.
C'est un repère crucial de la trajectoire de maladie permettant
de détecter une aggravation subite, d'évaluer l'amélioration et
la reconversion du malade. Il est particulièrement précieux pour
surveiller, c'est-à-dire observer et juger l'état neurologique après
une thrombolyse. La transformation des composantes d'un
examen clinique multidimensionnel en un seul chiffre récapitulatif
peut se parcourir dans un sens ou dans l'autre. Les médecins
peuvent aller de l'examen physique au chiffre mais ils peuvent
aussi remonter du résultat global au détail du test. Il leur suffit de
regarder les différentes cotations et en quelque sorte de déplier
le score pour comparer l'évolution de chacune des composantes
de l'état du malade. Enfin, le traitement statistique des données
de nombreux cas d'AVC est riche d'enseignements. Par exemple,
il a permis de montrer que le niveau du NIHSS était corrélé à la
gravité de l'incapacité fonctionnelle des patients à trois mois.
Ainsi, lorsqu'il est élevé, le NIHSS revêt-il tout à la fois un caractère de gravité et une valeur pronostique. Il permet d'envisager
avec plus de précision la gravité des séquelles et la possibilité

de récupération. C'est un repère important pour l'évaluation de la situation future du malade.

Le NIHSS participe de la réduction d'une situation clinique à une série de nombres : résultats d'examens de laboratoire, scores, mesures des images radiologiques, etc. La transcription du malade en chiffres est tout à la fois le résultat de l'objectivation de son état de santé et un moyen de communiquer son cas sous une forme résumée. Ce processus permet de mesurer, de baliser et d'évaluer plus facilement l'évolution des trajectoires à partir de différents repères issus des études statistiques. Il est utile pour transmettre des informations importantes, pour étudier le cas d'un patient, pour prendre des décisions, pour juger de l'avenir, tout en se détachant de la co-présence de la personne malade.

SURVEILLER PAR LES MACHINES

Tout comme l'examen clinique neurologique, les images radiologiques font elles aussi l'objet d'une surveillance minutieuse. Outre le cas d'une aggravation, d'un nouvel élément neurologique, d'un trouble de la conscience, l'investigation radiologique est effectuée à des moments fixés par avance. Les médecins surveillent l'image de la lésion à partir d'un certain nombre de critères : taille, importance d'un éventuel œdème réactionnel, apparition ou non d'une hémorragie secondaire, d'un effet de masse (c'est-à-dire d'une compression des tissus cérébraux adjacents), d'une inondation ventriculaire (cavités intra-cérébrales) par le sang, d'une hydrocéphalie (augmentation des espaces dédiés du liquide céphalorachidien), etc. En référence à l'évolution des éléments radiologiques, les médecins neurovasculaires portent un jugement sur la trajectoire, ce qui les amène parfois à conclure par cette étrange formule : « *Son scanner s'est aggravé.* »

Habituellement, ils interprètent eux-mêmes les résultats mais peuvent demander l'avis des radiologues lorsqu'ils ont des doutes sur un cliché ou dans le cadre de techniques nouvelles ou expérimentales. La confiance envers l'opérateur suit alors une hiérarchie de compétence interne (crédibilité plus forte du chef *versus* l'interne, de X *versus* Y). À côté de la surveillance neurologique de l'imagerie cérébrale et du déficit clinique, l'évolution des autres troubles et des effets des traitements est observée par le recueil des constantes cliniques et la panoplie des examens radiologiques ou de laboratoire disponibles. La concomitance ou l'apparition de nouveaux problèmes non neurologiques complique régulièrement la gestion de la trajectoire d'AVC puisque l'état du cerveau peut mettre en péril l'ensemble de l'équilibre physiologique (et inversement). Les fonctions cardiorespiratoires sont surveillées au lit du malade : enregistrement des constantes vitales (pouls, tension artérielle, fréquence respiratoire, température), de la saturation en oxygène, de l'enregistrement cardiaque (scope, ECG), etc.

Selon la situation, l'examen clinique et les examens dits « complémentaires » peuvent s'orienter vers le suivi d'un problème particulier, pulmonaire, cardiaque, abdominal, cutané, etc., constituant en lui-même une autre trajectoire que celle de l'AVC. La logique de soin est la même : la surveillance permet de comparer d'un jour à l'autre l'état du trouble (par exemple une infection pulmonaire) et d'en évaluer l'évolution en jugeant si le patient va mieux ou moins bien. Pour un trouble donné, c'est l'orientation de la trajectoire, ascendante, descendante ou stationnaire qui est soulignée par les médecins.

SURVEILLER ET AGIR : LA LOGIQUE D'INTERVENTION THÉRAPEUTIQUE ENTRE CLINIQUE ET TECHNIQUE

Le travail quotidien des médecins est marqué par l'aller-retour effectué entre les résultats obtenus par le truchement de machines et les observations faites auprès du malade. Lors de la visite, les allées et venues entre le bureau médical et les chambres marquent ce déplacement dans l'espace du service. Après la présentation du cas par les étudiants retentit la phrase rituelle des médecins seniors : « *On va l'évaluer cliniquement ?* » Le travail déployé au cours de la trajectoire s'appuie donc simultanément sur une dimension clinique et sur une dimension technique, créant en quelque sorte un dédoublement du corps du malade. La gestion de la maladie ne se résume aujourd'hui ni à l'une ni à l'autre mais repose bien sur le va-et-vient entre les deux, constituant une clinique outillée par la technique. Comme le dit un praticien après avoir analysé les clichés radiologiques et les résultats sanguins d'une patiente atteinte d'une infection pulmonaire : « *Je ne l'ai pas vue, j'ai vu les images.* » Puis il propose à l'équipe : « *On va voir cliniquement comment elle est sur le plan respiratoire.* »

Cet aller-retour permet d'observer congruences et divergences entre les dimensions clinique et technique. Une divergence entre l'état du malade et les examens complémentaires est interprétée en fonction du contexte. Par exemple, lors des toutes premières heures d'un AVC ischémique, le patient peut présenter un « mismatch radio-clinique », c'est-à-dire un déficit moteur alors que le scanner ne montre pas d'atteinte ou l'IRM qu'une petite lésion. Cette divergence peut poser un réel problème diagnostique à des médecins peu avertis : est-ce bien un AVC ? Autre exemple de dissociation, la situation de ce patient atteint de troubles pulmonaires n'est pas inquiétante, car cliniquement « *il est encombré, mais il sature à 100 %* » (l'oxygénation du sang est maximale). À l'inverse, le cas de ce patient, dont les images cérébrales ne sont pas si graves, est délicat, car « *quand on l'examine, il enroule un peu des deux côtés* » (signe clinique d'une atteinte grave).

Ainsi, la mise en regard de l'évolution clinique et des résultats des investigations complémentaires est constitutive du travail de surveillance des médecins. On a souligné que la « ruche » est le lieu où se font la comparaison et l'intégration de ces différents éléments permettant l'élaboration du jugement médical et l'édiction d'avis et de décisions. De la surveillance découle la spécification des différentes trajectoires, de leurs phases et de leurs évolutions et de la conduite à tenir. En enregistrant de manière systématique certains items, elle permet de mesurer l'adéquation entre l'évolution observée et la trajectoire type des AVC et des autres troubles dont sont affectés les malades. Ce faisant, les professionnels sont alertés d'éventuelles anomalies, ils découvrent certains risques ou complications, liés aux maladies ou aux traitements. Ils peuvent alors agir pour les amender selon la triade médicale classique : observer/identifier/intervenir. La surveillance vise enfin à évaluer l'efficacité et l'impact des traitements, en particulier la thrombolyse.

La surveillance est continue et sa logique intimement articulée à la logique d'intervention thérapeutique des médecins.

Celle-ci consiste à entreprendre les traitements qui paraissent s'imposer d'eux-mêmes au regard des conclusions du travail de surveillance. Il s'agit d'ajuster ces traitements à la situation évolutive du patient. La logique d'intervention thérapeutique est soustendue par des manières de faire routinières (en ce sens-là, elle est standardisée), et dans les services neurovasculaires beaucoup de protocoles orientent les pratiques et les décisions. Toute la pratique médicale est structurée sur ce modèle de « conduites à tenir » (selon un cadre d'action clinique décrit par Dodier, 1993) : aux situations et problèmes des malades correspondent certaines conduites types diagnostiques et thérapeutiques. Un tel systématisme est poussé à son paroxysme en soins intensifs. L'activité des unités neurovasculaires consiste essentiellement en un déploiement intensif de lignes de travail systématiques associées à la mise en route, l'adaptation ou l'arrêt de procédures diagnostiques et thérapeutiques au fur et à mesure de l'apparition et de la disparition des problèmes.

En fonction de la surveillance, les actions médicales visent donc à prévenir, contrôler ou atténuer les risques ou les effets des autres troubles morbides, des complications générales, des traitements eux-mêmes et des aléas des trajectoires. Toutes ces pratiques reposent sur des savoirs et des savoir-faire développés et accumulés dans le cadre de la prise en charge des accidents vasculaires cérébraux ainsi que dans le domaine de la réanimation médicale. Comme l'écrit Strauss (1985), « contrôler les trajectoires pour le meilleur résultat possible avec le minimum de risque d'intervention demande que les professionnels de santé, particulièrement les médecins, aient une notion de la forme de la trajectoire, une représentation de ses phases, des types et degrés des complications morbides et risques iatrogènes de chaque phase, des actions thérapeutiques utiles pour garder la trajectoire sous contrôle des ressources et compétences nécessaires, et des contingences prévisibles à l'origine de problèmes pour une gestion efficace de la trajectoire ». L'exemple suivant d'une trajectoire d'AVC grave complexe illustrera ce travail de l'USINV.

Une trajectoire complexe

Madame T. est une patiente de 85 ans qui a été atteinte d'un AVC de la partie arrière du cerveau avec une tétraplégie accompagnée de gros troubles de la vigilance et respiratoires. Un acte majeur a eu lieu avant même l'arrivée dans le service : l'intubation, qui a empêché une mort rapide. La patiente est particulièrement surveillée au sein de l'USI et peut rapidement être sevrée de la ventilation invasive. Les médecins observent une régression de la paralysie. Mais au bout de deux semaines, Madame T. reste encore très confuse. Elle va présenter un certain nombre de problèmes médicaux et de troubles comportementaux qui vont plonger l'équipe dans une grande perplexité.

La patiente est vigilante mais très agitée : elle a des mouvements anormaux permanents, elle arrache sans cesse sa sonde gastrique, on se demande si elle n'est pas en proie à des hallucinations, il n'est pas possible de communiquer avec elle. Elle a des troubles digestifs importants dont on ne comprend pas la cause (cancer ? colite ?). La perplexité confine au désarroi presque trois semaines après le début de l'AVC, quand Madame T. présente du sang dans les urines puis une défaillance cardiovasculaire qui met sa vie en péril. Le médecin de garde avait prescrit auparavant des lavages de la vessie qui se sont transformés en diarrhées sans doute du fait d'une fistule entre la vessie et le rectum. Il sauve la patiente en traitant le choc vasculaire et l'anémie par transfusion et commence un traitement par antibiotiques.

Le lendemain, les médecins apparaissent décontenancés par l'épisode (« *C'était la cata* » dit un interne) et ne savent comment répondre à tous les problèmes : Quelle est la cause de cet épisode et de l'anémie brutale ? Est-ce dû à un hématome profond ? Y a-t-il une infection ? D'où vient l'insuffisance rénale ? Faut-il opérer la fistule ? Jusqu'où faut-il aller ? Le jour suivant, la situation reste complexe : le scanner abdominal ne résout pas la question diagnostique sur la vessie et le rectum, les selles sont glaireuses, il y a du sang à la bandelette urinaire, la cause de l'anémie est toujours mystérieuse (le scanner ne montre rien…). L'interne suggère de faire une rectoscopie, mais la patiente « *risque un choc septique* » (détresse vitale cardiovasculaire d'origine infectieuse) en cas de problème.

Puis l'état de la patiente ne s'aggrave pas et contre toute attente s'améliore. Deux jours plus tard, les problèmes médicaux sont encore discutés : changement d'antibiotiques et questions autour d'un examen sanguin anormal : est-ce une infection ? un cancer ? Les médecins décident d'arrêter la perfusion, d'enlever la sonde gastrique que Madame T. arrache tout le temps et de la mettre au fauteuil. Un peu plus de trois semaines après l'AVC, elle est « *transformée* » (médecin senior) : elle urine sans sonde, participe aux soins et, même si le discours des médecins à son entourage reste prudent, l'horizon temporel s'ouvre.

On décide de transférer la patiente en salle, on parle de la peser et de la faire grossir : « *L'objectif futur, c'est l'alimentation* » (médecin senior). Après quatre semaines, Madame T. est toujours dans l'unité de soins intensifs. On parle avant tout de ses problèmes de confort (froid, sommeil, fatigue) et de la sonde urinaire qu'elle a arrachée. Le jour où elle remarche, elle est transférée hors de l'unité.

LE TRAVAIL DE CONFORT AU CŒUR DES SOINS INTENSIFS

Ce n'est pas seulement la lésion ou ses conséquences physiologiques qui sont l'objet de surveillance mais le patient lui-même. Surveiller permet de juger le comportement, comme l'agitation ou l'opposition, et est un moyen privilégié d'évaluer l'inconfort. En effet l'attention portée aux symptômes sous-tend le travail de confort, très présent dans ce service à côté du travail de sécurité clinique que l'on vient de décrire. Selon Strauss (1985), la dimension dite « humanisée » des soins relève essentiellement de ce travail qui touche les aspects « émotionnels » des pratiques (*sentimental work*). Pour lui, la faiblesse principale du travail de confort est liée au fait qu'il passe après le travail de sécurité clinique, notamment lorsque la charge de travail est importante, et qu'à la différence de celui-ci la surveillance et le suivi de l'inconfort sont moins standardisés. D'autre part, à l'opposé des aspects de sécurité clinique, les soignants ont moins à rendre compte de leur travail de confort. Celui-ci reste pour une grande part informel surtout lorsqu'il ne s'appuie pas sur des médicaments ou des dispositifs techniques. Néanmoins, le développement récent de la lutte contre la douleur et des soins palliatifs lui a donné une plus grande visibilité et une certaine reconnaissance dans l'univers hospitalier.

Un accident vasculaire cérébral peut être à la source d'inconforts. Les patients se retrouvent paralysés au lit, parfois avec divers symptômes (maux de tête, vertiges, nausées…), situation pouvant déboucher sur des conséquences délétères en termes de points d'appui douloureux, d'hypertonie, de positions vicieuses, de rétractions musculaires liées à l'immobilisation, de conséquences articulaires, d'impossibilité de s'asseoir et de se lever, etc. Devenus grabataires, ils doivent être assistés pour les actes de la vie courante qui peuvent devenir source d'inconfort. Sans parler des divers symptômes liés aux autres troubles médicaux dont ils peuvent être atteints, comme l'encombrement respiratoire. L'environnement même de l'unité de soins intensifs est fortement perturbateur. De nombreuses procédures ou machines peuvent causer une gêne plus ou moins importante, même lorsque les professionnels sont attentifs à la limiter. Enfin, lors de l'examen neurologique la douleur peut être volontairement provoquée, brièvement certes, afin de tester la sensibilité du malade (nociception) ou son état de conscience.

Dans cette unité de soins intensifs, un certain nombre de pratiques destinées à limiter le mal-être sont systématisées, comme l'utilisation de matelas spéciaux pour éviter les escarres (très courants chez les patients grabataires), la mobilisation des membres par les infirmières (nursing pour tous) et par les kinésithérapeutes, la décision d'asseoir le patient dans son lit dès que possible ou l'initiation précoce de la rééducation (sur prescription médicale). À côté de ces pratiques systématisées, la présence d'une douleur ou d'un inconfort liés à un symptôme ou à l'état du patient est souvent questionnée lors des transmissions du matin (« est-il confortable ? »). Les médecins seniors peuvent prescrire un traitement pour prévenir, amender autant que faire se peut, ou faire disparaître le mal-être. Néanmoins ce sont les infirmières et les aides-soignants qui sont les plus aptes à mener un travail de confort, du fait de leur compétence et de leur proximité quotidienne avec les malades.

Comme l'a remarqué Strauss (1985), ce travail est souvent focalisé sur les dispositifs techniques et les médicaments alors que les savoir-faire des professionnels sont beaucoup plus variés et engagent les gestes et attitudes de soin. Tous les éléments de la vie corporelle et physiologique du patient peuvent être concernés : respiration, digestion, miction, température, état cutané, mouvements, sommeil, etc. Le travail antalgique rencontre néanmoins certaines limites dans le cadre des AVC. L'arsenal thérapeutique médicamenteux semble d'une efficacité relative face aux douleurs liées à l'immobilisation, à l'hypertonie et aux rétractions. Les personnes peuvent endurer des inconforts dus aux diverses conséquences du déficit neurologique. Leur état de conscience les empêche souvent de s'exprimer, et les professionnels doivent alors diagnostiquer la douleur seuls.

L'impossibilité pour de nombreux patients de pouvoir contribuer à la mise en évidence et à l'évaluation d'une douleur est un obstacle au soulagement de l'inconfort. Devant une douleur difficile à maîtriser ou pour une situation d'inconfort complexe, l'équipe mobile de soins palliatifs peut être appelée comme pour cette patiente, grabataire, dont un externe dit : « *Pour elle, je pense qu'ils vont peut-être appeler les soins de confort* [l'équipe mobile de soins palliatifs]*... pas forcément en palliatif mais pour le confort. C'est ce qu'ils font...* » Cette intervention permet au service d'élaborer une véritable stratégie de lutte contre l'inconfort en faisant le tour des causes possibles de souffrance. Elle peut conseiller de limiter certains gestes douloureux et d'administrer certains antalgiques et médicaments symptomatiques.

UN ÉLARGISSEMENT PROGRESSIF DES PERSPECTIVES ET DE L'HORIZON TEMPOREL

Au bout de ces quelques jours passés dans l'unité, les médecins considèrent que le patient a « *passé le cap* » du risque de complications et de décès. C'est l'ouverture d'un ailleurs et d'un après opposés à l'ici et au maintenant des soins intensifs. La vie n'est plus menacée à court terme, même si une aggravation ou une récidive sont toujours possibles. Le service envisage alors un passage en salle d'hospitalisation où la rééducation pourra s'intensifier. Comme le dit un médecin de l'une des patientes du service : « *Il faut qu'elle monte, elle n'est plus inquiétante.* » Ce passage progressif d'une phase critique à une phase de reconversion est marqué dès l'unité de soins intensifs par des actes de retour à une vie normale : test de déglutition et reprise si possible de l'alimentation orale, lever du malade dans son lit puis mise au fauteuil par les infirmières, début d'une rééducation motrice et/ou orthophonique. Selon les résultats du premier bilan des causes possibles de la maladie, des mesures ont été prises pour éviter une récidive ou une extension de l'AVC lui-même (traitement d'un trouble cardiaque, anticoagulation, maîtrise d'une hypertension artérielle, etc.) ou pour limiter ses effets (intervention neurochirurgicale pour soulager une hypertension intracrânienne).

Parallèlement les médecins programment les examens radiologiques de suivi, ils envisagent un transfert en service de soins de suite et de réadaptation ou bien un retour au domicile. C'est ce qui marque l'entrée dans la phase de reconversion, qui va durer plusieurs mois.

En salle d'hospitalisation, les praticiens terminent si nécessaire le bilan et intensifient la rééducation. Ils envisagent les perspectives de vie du patient, la capacité de son entourage à s'occuper de lui, la possibilité d'un retour au domicile. Ils organisent et préparent la sortie de l'hôpital. Ils négocient avec la famille et le malade les conditions de sa prise en charge future. *In fine*, l'horizon temporel de la trajectoire s'est élargi, il est passé des quelques heures/jours des soins intensifs aux jours/semaines de la salle puis aux semaines/mois de la rééducation. Ainsi, plus le temps passe, plus des perspectives de vie s'ouvrent pour le malade, même si elles peuvent à nouveau se réduire en cas de rechute ou d'aggravation.

Néanmoins, pour les personnes les plus gravement atteintes, cette phase de reconversion sera plus ou moins fructueuse en termes de récupération. Une fois passé le cap de la phase critique et les interrogations sur le « pronostic vital », se pose la question du « pronostic fonctionnel ». Afin d'en surveiller l'évolution, de la reconversion à la stabilisation et au handicap, les malades seront revus en consultation à intervalles réguliers, une à deux fois par an. La reconversion débouchera donc souvent sur une quatrième phase, dont l'horizon temporel peut se compter en années. C'est la phase de chronicité marquée par la présence d'incapacités parfois graves et de leurs conséquences en termes de handicap. Le malade et son entourage pourront s'adapter plus ou moins bien à ces nouvelles normes de vie. Cette phase, comme la phase de reconversion, peut être marquée par de nouveaux problèmes de santé aigus et donc par de nouvelles phases. Le cours de la trajectoire reste ouvert.

CHAPITRE III

LES TROIS SÉQUENCES TYPES
DE TRAJECTOIRES D'AVC GRAVES
AU COURS DESQUELLES PEUT SE POSER LA QUESTION
D'UNE LIMITATION OU D'UN ARRÊT DES TRAITEMENTS

Avec le développement de la thrombolyse, des soins intensifs neurologiques et d'une organisation spécifique, la médecine neurovasculaire a déployé tout un travail diagnostique, de surveillance et d'intervention thérapeutique en important des machines et des procédures d'autres spécialités. Ces moyens d'action et la nécessité d'en faire usage quotidiennement ont institué de nouvelles routines tant au niveau de l'admission des patients que de la décision de thrombolyse et des soins. Autrement dit les innovations techniques et organisationnelles ont amené les neurologues à élaborer de nouveaux repères pratiques fondés sur la mise au point d'outils cliniques comme le NIHSS et sur la lecture de la littérature professionnelle et savante. Toutes ces routines s'appliquent parfaitement pour des trajectoires risquées mais qui restent sous contrôle. Qu'en est-il quand une trajectoire grave se complique ?

Selon l'évolution de la maladie, nos observations nous ont permis d'expliciter les trois séquences types de trajectoires d'AVC graves : 1. une séquence foudroyante d'AVC gravissime débouchant après quelques heures sur un décès ; 2. une séquence vacillante où quelques jours après le début de l'AVC l'état clinique fragilisé peut requérir une réanimation cardiorespiratoire ; 3. une séquence traînante de non-reconversion (aboutissant au pire à un état pauci-relationnel ou un état végétatif chronique) après quelques semaines d'évolution. Au cours de ces séquences, les médecins peuvent se poser la question d'une limitation ou d'un arrêt des traitements (LAT). Nous allons maintenant examiner concrètement ces trois séquences au travers de cas de patients pris en charge en USINV.

La séquence de trajectoire « foudroyante »

La trajectoire foudroyante concerne des accidents vasculaires avec un risque de mort rapide liée à une destruction majeure du cerveau, où l'hémorragie ou l'œdème cérébral massif portent atteinte aux centres cérébraux commandant les fonctions vitales cardiorespiratoires.

─────── Une trajectoire foudroyante ───────

Madame T. est une femme de 80 ans admise en USINV après un accident vasculaire à son domicile. À l'arrivée du SAMU, elle a vomi, inhalé et a été intubée. Hospitalisée quatre heures après le début de l'accident, on lui fait passer un scanner et elle reçoit un bolus de thrombolyse, l'IRM montre alors un très gros AVC touchant plusieurs artères cérébrales. De peur du risque de transformation hémorragique, les médecins arrêtent la thrombolyse. Le lendemain matin, l'équipe pense pouvoir l'extuber et veut diminuer la sédation. La taille de l'AVC et le NIHSS supérieur à 30 laissent néanmoins présager un très mauvais pronostic neurologique. Des examens sont menés pour faire le point sur le problème pulmonaire.

L'état de la patiente s'est aggravé. À l'IRM, il y a un « engagement » du cerveau[1] et un risque d'arrêt cardiorespiratoire. La patiente ne se réveille plus, elle ne bouge plus du tout, elle est en mydriase bilatérale (ses pupilles sont dilatées). Ce signe clinique laisse présager une mort encéphalique, c'est-à-dire un décès. L'interne appelle sa famille qui habite à plusieurs centaines de kilomètres et lui fait comprendre que la situation est gravissime.

---

1. Il s'agit d'une expansion des hémisphères cérébraux dans la boîte crânienne pouvant comprimer certains centres nerveux vitaux, régulant en particulier les fonctions cardio-respiratoires.

Madame T. se trouve dans un entre-deux, entre la vie et la mort. Les médecins sont attentifs tant aux signes cliniques que radiologiques et à leurs liens réciproques :
Le médecin 1 : « *On va faire un examen complet demain. Mais elle va mourir la dame ! C'est tout ce que je lui souhaite, vu l'IRM qu'elle a, l'âge qu'elle a… avec cet engagement il y a une souffrance du tronc* [tronc cérébral : partie du cerveau qui contrôle la respiration]. »
Le médecin 2 : « *Vous avez un patient en état de mort encéphalique ?* »
Le médecin 1 : « *Non, elle n'est pas en état de mort encéphalique, elle a tous les réflexes du tronc* [signes issus de l'examen clinique des nerfs crâniens]. »

En prévision d'un décès, les médecins envisagent un prélèvement d'organes qui finalement n'aura pas lieu : « *Elle est en mydriase bilatérale mais elle n'est pas en état de mort encéphalique parce qu'elle a tous les réflexes du tronc. Son pronostic vital est engagé, comme ses lobes* [cérébraux]*, donc je vais quand même appeler pour les prélèvements* [d'organes]. » Se pose aussi la question de limiter la ventilation artificielle par une diminution du taux d'oxygène. Il est décidé de ne pas prendre le risque de précipiter le décès et d'attendre l'arrivée de la famille : « *La question c'est : est-ce qu'on attend demain que le neveu arrive, sachant qu'on a plutôt envie de l'hypoventiler… En tout cas on ne fait rien avant que sa nièce arrive* [le jour même]. » Cet état intermédiaire, où la patiente est presque déjà morte, dure une journée avant que Madame T. décède d'un arrêt cardiaque et que les médecins arrêtent le respirateur.

Comme on le voit avec ce cas, toute la surveillance déployée fait des médecins les spectateurs impuissants de l'aggravation finale. Un certain nombre de ces patients n'ont même pas le temps d'arriver dans le service, ils décèdent chez eux, sur le trajet ou aux urgences. Ces situations les plus foudroyantes (elles durent de quelques heures à deux ou trois jours maximum) dont la séquence inaugurale se résout en une trajectoire de mort ne sont pas les plus délicates pour les médecins. Ils n'ont guère le temps de se poser de questions, les ressources thérapeutiques s'avérant rapidement vaines. Entendons-nous bien, il ne s'agit pas de dire qu'un accident vasculaire dramatique débouchant sur une mort rapide n'est pas grave. Il est gravissime et justement cette situation en quelque sorte trop désespérée ne cause pas de dilemmes médicaux et moraux. Les praticiens considèrent qu'il n'est tout simplement pas possible de « sauver la vie » du patient. L'enjeu est alors de gérer le mieux possible la trajectoire de mort qui se déroule par étapes.

Ces personnes présentent d'emblée, ou très rapidement, des signes cliniques spécifiques qui se confirment à l'imagerie par un engagement cérébral dû à l'œdème et/ou l'hémorragie. Comment l'équipe médicale réagit-elle face à une telle situation « *gravissime* » ? Elle doit tout d'abord s'accorder sur le fait que le « *pronostic vital* » est « *engagé* ». Le déroulement de la trajectoire de mort peut être décrit selon deux dimensions potentiellement divergentes : le processus de fin de vie technique et le processus corporel ou clinique (Seymour, 2000). Ces deux processus doivent s'aligner pour que le décès advienne. Il est nécessaire que les signes cliniques soient présents au même titre que les signes radiologiques et/ou électroencéphalographiques. Cet alignement peut prendre un certain temps, dont la durée précise est incertaine. Comme on le voit dans le cas présenté, les deux processus ne sont pas alignés pendant plus d'une journée où la patiente est potentiellement morte sans l'être tout à fait. Cette identification de la fin de vie est très importante pour les médecins. Elle s'accompagne de l'expression de convictions sur la cause de la mort. Ici, en l'occurrence, c'est l'aggravation de l'AVC qui est à l'origine de l'engagement cérébral et de la mort encéphalique. Dans les trajectoires foudroyantes, la dégradation est relativement simple à observer et basée sur des critères objectifs à la différence des trajectoires vacillantes ou traînantes que nous examinerons plus bas, lorsque la fin de vie est difficile à identifier et que les décisions en conséquence beaucoup plus complexes peuvent ouvrir sur certains désaccords.

Au cours d'un accident vasculaire massif suivi de signes « d'engagement cérébral », seule une intervention en urgence pourrait sauver la vie du patient. Certains services ont la possibilité de proposer aux neurochirurgiens d'intervenir, ce qui ouvre une nouvelle *option*. Dans les discussions auxquelles nous avons assisté, la chirurgie est présentée par les neurologues comme « *de principe* », ce terme signifiant que l'avis des chirurgiens est demandé par systématisme mais sans grand espoir. Cette option pourrait orienter la trajectoire dans un sens interventionniste et le refus d'intervenir marque la situation vraiment désespérée du malade. Il équivaut à poser une étiquette d'incurabilité. Dans les services sans accès direct à la neurochirurgie, on peut envisager un transfert dans un autre établissement, même s'il demande plus d'effort. Un refus a la même signification. L'avis des chirurgiens représente pour le médecin neurovasculaire un argument puissant vis-à-vis de lui-même, de l'équipe et surtout vis-à-vis de la famille, permettant de dire que tout a été envisagé pour sauver la vie. Refuser d'opérer équivaut à un « effet cliquet », c'est-à-dire à un point de non-retour.

Puisque après il n'y a « *plus grand-chose à faire* », l'évolution vers la mort peut alors être imputée au patient, ou plus exactement à la gravité de sa maladie, à sa situation clinique, à des critères médicaux objectifs d'inopérabilité (type et taille de la lésion, âge, état général) et non à une décision arbitraire. Le refus des chirurgiens est une première étape qui oriente la trajectoire et légitime une éventuelle attitude ultérieure de limitation. Ainsi, cette « récusation » peut représenter le début d'une « cascade thérapeutique » (Slomka, 1992), c'est-à-dire un enchaînement d'abstention, de limitation et/ou d'arrêt du traitement. Le travail des médecins se déploie alors dans deux directions : informer la famille afin de lui faire percevoir l'imminence du décès et parfois décider en conséquence d'une limitation de la ventilation artificielle. L'ajustement avec la « *famille* », terme consacré à l'hôpital pour désigner l'entourage du malade, est pour les médecins un aspect délicat de la trajectoire. Le travail déployé auprès des proches fait explicitement partie de la prise en charge. Ces pratiques recouvrent plusieurs tâches : information, écoute, explication et travail de conviction à propos de la situation dans sa double dimension : la maladie et ses conséquences, ainsi que la conduite thérapeutique. Cette activité demande un important travail relationnel que fournissent, chacun à leur place, les différents membres de l'équipe.

Ici la particularité est liée à la violence de « l'accident » vasculaire. La personne passe en quelques heures d'une vie sociale normale à un état intermédiaire entre la vie et la mort marqué par une absence de toute communication. Elle se retrouve dans un environnement hospitalier saturé de machines, de bruits, entourée d'une multitude de professionnels dont les proches ont parfois du mal à comprendre précisément qui ils sont, ce qu'ils font et parfois aussi ce qu'ils leur disent. Comme la survenue d'un accident vasculaire se traduit par un tableau « inaugural » symptomatique, l'annonce de la gravité représente pour les médecins un travail inaugural avec la famille. Avec le diagnostic, c'est la toute première information donnée aux proches. Comme l'a remarqué Émilie Legrand (2010) dans le cas de la réanimation, la gravité et le risque de décès sont évoqués d'emblée, ce qu'explique un médecin senior : « *X* [médecin] *a été très catastrophiste à juste titre vis-à-vis de la famille, le pronostic vital très engagé a été largement formulé, on l'annonce toujours s'il faut, on fait venir la famille, c'est une annonce brutale.* »

L'essentiel de l'activité menée auprès des proches pour ce type de trajectoire relève d'un travail sur la *conscience du pronostic* (Drulhe, 2010). Ce travail consiste à faire prendre conscience du probable caractère fatal de l'affection. Cette manière de faire a pour enjeu d'induire ce que Legrand nomme « fatalisme », attitude pessimiste empêchant de développer un espoir et d'ailleurs parfois présente de manière spontanée chez les proches. Cette attitude pessimiste peut être tranchée afin d'éviter tout débordement émotionnel et toute demande « déraisonnable » (du point de vue des médecins) comme de tout mettre en œuvre pour sauver le patient ou bien de provoquer le décès par une euthanasie. Dans le dossier d'une femme âgée de 89 ans admise dans un état comateux et décédée quelques heures seulement après son entrée, on peut lire, immédiatement après les quelques lignes décrivant l'extrême gravité de son état clinique, l'information suivante : « *fils mis au courant du diagnostic et du pronostic péjoratif* », puis, un peu plus loin : « *décès constaté à 17 heures ; fils et belle-fille prévenus* ».

Le déroulement de la mort et son pronostic (*death expectation*) recèlent pour les professionnels deux questions principales : La mort va-t-elle survenir avec certitude ? Si oui à quelle échéance ? (Glaser et Strauss, 1967). Même lorsqu'un décès est très probable, comme dans le cas de Madame T., il n'est pas forcément présenté à la famille comme certain et surtout il est impossible d'indiquer quand il aura lieu. Cette incertitude est une contrainte réelle pour les médecins (Fox, 1988). Néanmoins de nombreuses recherches dans différents contextes (dont Legrand, 2010 ; Ménoret, 2007 ; Paillet, 2007 ; Lert et Marne, 1993) ont aussi montré que l'incertitude facilite les relations avec les usagers de l'hôpital et favorise leur coopération. Maintenir le flou permet d'éviter une insatisfaction et une remise en question de la crédibilité du corps médical si jamais le pronostic se révélait inexact (ce qui est toujours possible vu l'incertitude extrême).

Ici, la rapidité de l'évolution limite la période des interactions avec la famille. Lorsque les proches sont peu nombreux, qu'ils comprennent et acceptent la situation, la prise en charge de la mort est presque « routinière », en tout cas elle ne perturbe pas le moral et la routine du service. Par contre, la relation est beaucoup plus délicate pour les médecins lorsque la famille accepte mal leurs explications. La gestion de la trajectoire se complique lorsque la mort se fait attendre, lorsque les proches sont nombreux, lorsque l'équipe considère que certains ne comprennent pas, ne prennent pas la mesure du risque de décès, qu'ils refusent l'impossibilité d'en faire plus pour sauver le malade ou à l'inverse jugent que le service en fait trop. Les différences de points de vue entre les proches sont aussi perturbatrices, car elles peuvent occasionner des dissensions au sein même de l'équipe soignante.

LA SÉQUENCE DE TRAJECTOIRE « VACILLANTE »

Le deuxième type de séquence de trajectoire correspond à la période initiale, la plus critique, jusqu'à une semaine environ après le début de l'accident. Ainsi que le dit un médecin, c'est la phase du « *haut risque initial* », du « *risque vital* ».

──────── Une trajectoire vacillante ────────

Monsieur B. a plus de 85 ans. Il est admis en USINV pour une hémorragie cérébrale droite, un « *gros hématome profond* ». Les premiers jours, les médecins suivent l'évolution de l'hématome. Comme l'état du patient est précaire, le médecin senior déclare aux transmissions avoir « *dit* [à la famille] *qu'on ne ferait pas de réanimation* », d'autant plus que selon Madame B., son mari aurait affirmé « *que si ça lui arrivait, il faudrait lui donner une pilule et puis qu'on n'en parle plu*s ».

Au bout de cinq jours, une complication survient sous la forme d'une infection pulmonaire aiguë. Devant une fièvre et des expectorations purulentes, l'interne prescrit des hémocultures (prélèvement par prise de sang) et une antibiothérapie. L'infectiologue a proposé de faire un lavage broncho-alvéolaire (prélèvement invasif pulmonaire), mais les médecins ont posé

« *des limites* » et ne le feront pas. Comme l'explique l'interne : « *Sa probabilité de récupérer est faible, on a décidé qu'on ne ferait pas de réa en cas d'aggravation.* [...] *Il n'y aura pas de réa, mais au niveau du syndrome infectieux, je le traite parce que...* [...] *il est en pré-choc, il est marbré* [signe de gravité visible sur la peau], *la décision c'est : pas de réa, pas de manœuvre invasive mais je reste avec les antibiotiques.* »

Au bout d'une semaine, l'interne doit affronter une hypernatrémie du patient (trouble du milieu intérieur) dont les médecins rediscutent trois jours après. Ils sont tiraillés par le conseil des néphrologues d'hydrater le patient, car cela risque d'aggraver les sécrétions et l'état pulmonaire. Même si le patient a une « *bonne pneumopathie* », le médecin senior souligne qu'il est en train de « *passer le cap* », il mentionne à nouveau les propos de Monsieur B. sur le handicap. Le même jour, les médecins refont une réunion et décident de ne pas réanimer le patient en cas d'aggravation.

À partir de ce moment, la thérapeutique et le traitement médical semblent passer dans les discussions au second plan, derrière le fait que la femme « *ne comprend pas* ». Pour elle, Monsieur B. devait mourir ou guérir, ce qui selon les médecins est une aspiration irréaliste. Ainsi, Madame B. est décrite comme ne comprenant pas bien les explications médicales, puis, lorsque la phase critique s'éloigne, comme n'acceptant pas le handicap qui se profile. Devant la stabilisation de l'état clinique, une fois que l'accord initial sur l'abstention de réanimation n'est plus d'actualité, son point de vue devient problématique pour l'équipe médicale.

L'état de Monsieur B. s'améliore. De retour après une semaine d'absence, le médecin senior déclare lors des transmissions : « *Bravo, je ne pensais pas qu'il serait encore là !* » Puisqu'il n'y a plus de risque vital, Monsieur B. quitte l'unité de soins intensifs au bout de trois semaines.

La trajectoire vacillante des AVC graves concerne des personnes dont l'état général est précaire et fluctuant. La période des premiers jours faisant suite à l'accident est critique, les risques d'aggravation rapide et de décès sont importants. Ces risques sont particulièrement élevés chez les personnes du grand âge, déjà malades ou handicapées avant la survenue de l'accident. Les unités de soins intensifs neurovasculaires ont été créées pour s'occuper de cette séquence vacillante. Elles sont consacrées à l'accueil des patients les plus menacés, ceux qui viennent d'être frappés par une attaque cérébrale.

Dans une unité de soins intensifs neurovasculaires, l'environnement technique et l'organisation du travail sont dédiés aux problèmes critiques dits « aigus ». L'USI a pour mission de juger le type et le degré de gravité de l'atteinte cérébrale et de tenter de renverser, ou du moins de limiter, les dommages causés par la maladie, et les complications mettant en jeu le pronostic vital. Ces tâches peuvent s'accompagner, selon les services, d'un travail de confort plus ou moins marqué, afin de lutter, autant que faire se peut, contre les symptômes et les agressions de la maladie, du traitement et de l'environnement hospitalier.

Comme on l'a dit, l'activité consiste en une surveillance multifocale rapprochée (évolution de la lésion, effets de la thrombolyse si c'est le cas, aléas possibles de la trajectoire), en des soins vitaux intensifs et des actions immédiates en cas de problème. Les médecins déploient un travail de sécurité clinique afin de protéger la vie du malade et de limiter les conséquences immédiates et les troubles concomitants de l'accident cérébral. Comme le montre bien le cas de Monsieur B., la sécurité clinique repose sur la surveillance, la correction des anomalies morbides, et passe par un certain nombre de routines : examen régulier du patient, recueil de scores, écriture de prescriptions systématiques et mise en route de bilans et d'analyses protocolisées.

La vie du patient peut être menacée du fait d'une extension de l'accident, d'un engagement cérébral, d'une infection ou d'une complication respiratoire ou cardiaque, en particulier chez des patients âgés ou malades chroniques. En cas de défaillance cardiorespiratoire, une ventilation artificielle ou une réanimation cardiorespiratoire peuvent être mises en œuvre en transférant le malade en service de réanimation. Il est important de garder à l'esprit que l'équipe n'a pas de prise directe sur l'accident vasculaire cérébral, mais sur ses conséquences. C'est tout le paradoxe de cette médecine de soins intensifs qui associe une intervention massive à l'impossibilité d'agir sur la lésion cérébrale. Au travers de tous les moyens d'investigation, les médecins en restent spectateurs.

La temporalité de cette séquence critique, à risque de complications, est celle de l'urgence et des soins intensifs. Le temps
disponible pour intervenir avant un décès se compte en demi-
journées ou en journées, parfois en heures, même en minutes en
cas de détresse vitale. La durée varie selon l'atteinte menaçant
la vie du patient. Pour un arrêt cardiorespiratoire, il faut agir en
quelques minutes, pour un état de choc vasculaire, c'est quelques
heures, pour une infection grave ou une insuffisance rénale aiguë,
quelques jours. Toutes ces complications mortelles peuvent se
voir après un accident vasculaire cérébral grave. L'articulation
du temps physiopathologique à court terme de la maladie et du
temps socio-organisationnel de la médecine est ici cruciale. Tout
l'enjeu de l'intervention est d'agir suffisamment rapidement, c'est-
à-dire de pouvoir synchroniser le temps socio-organisationnel du
service avec la temporalité des troubles. La coexistence de ces
deux temps ouvre donc des fenêtres d'opportunité pour tenter
d'intervenir ou au contraire pour ne pas faire et laisser les choses
suivre leur cours au travers de décisions de limitation et/ou d'arrêt
de traitement, ce que nous verrons par la suite.

Comme on le voit dans le cas de Monsieur B., dire que le
patient a « *passé le cap* » est l'expression consacrée à l'issue
de cette période délicate. Ce terme issu de la navigation signifie
qu'il a traversé une passe dangereuse où il aurait bien pu sombrer
« corps et âme ». Autrement dit, le malade a dépassé la phase
périlleuse au cours de laquelle il aurait pu connaître une aggravation fatale (pour autant, une fois ce cap franchi, en général au
terme d'environ une semaine, la vie peut encore être en jeu du fait
des conséquences secondaires de l'accident).

LA SÉQUENCE DE TRAJECTOIRE « TRAÎNANTE »

Le troisième type de séquence de trajectoire, traînante,
concerne des personnes qui « ont passé le cap » mais vont manifestement garder de leur accident des séquelles motrices ou
intellectuelles lourdes. Les fonctions motrices ou cognitives sont
gravement atteintes et les décisions sont ici encore plus difficiles
à envisager. C'est le cas pour Madame N.

————— Une trajectoire traînante —————

Madame N. est une femme d'une soixantaine d'années atteinte d'un premier accident vasculaire avec une paralysie faciale gauche. Elle est hospitalisée. La situation se complique le lendemain matin par un accident controlatéral avec coma. La patiente est intubée, transférée en réanimation dans un autre hôpital. Pour les médecins neurologues : « [Ce transfert] *C'était une bonne indication : 1. parce qu'elle est jeune, 2. parce qu'on ne connaissait pas la cause du coma. Il fallait libérer les voies aériennes et avoir une imagerie de bonne qualité.* » Lors de la réanimation, les réanimateurs se posent la question d'arrêter le respirateur au vu de la taille de l'AVC alors que la famille est en faveur de la poursuite des traitements. Ils demandent l'avis des neurologues : « *On a fait une évaluation pronostique neurologique sur l'imagerie, j'ai dit : cela vaut la peine, elle n'a pas de lésions cérébrales majeures* » (médecin senior).

Ainsi, les images ne sont pas considérées comme suffisamment alarmantes pour justifier d'arrêter la ventilation. Outre l'imagerie, cet avis est fondé sur l'âge relativement « jeune » de la patiente. Madame N. est extubée neuf jours plus tard et transférée de la réanimation en USINV deux semaines et demie après son accident. Elle présente une hémiplégie droite avec une aphasie, elle ne répond pas aux ordres simples. Son NIH est autour de 30 mais il est difficile à interpréter, car « *elle n'est pas du tout coopérante* » sans que l'on sache pourquoi : est-ce un problème neurologique ou psychiatrique ? Aux transmissions, le médecin senior déclare : « *Je suis un peu inquiet pour son avenir quand même.* »

La semaine suivante, un autre médecin senior déclare qu'il est « *pessimiste sur son évolution* ». Il oppose l'état pulmonaire (« *au niveau respiratoire elle est sortie d'affaire, elle est nickel* ») à l'état neurologique (« *elle n'est pas là, elle a les yeux ouverts mais elle n'est pas en contact avec le monde, elle est vigilante mais pas consciente* »). Comme si après le passage d'un premier cap, il y en avait un second (la récupération) qui ne semble pas assuré : « *On est en train de passer un premier cap, je ne suis pas optimiste* », dit le médecin. Pour lui, « *on est dans la phase d'évaluation pronostique* » : IRM, potentiels évoqués cognitifs (PEC). Mais ces examens n'apparaissent pas contributifs. L'imagerie ne montre rien de plus.

Quatre semaines après le début de l'accident, l'équipe organise une réunion pour savoir comment agir en cas de nouvelle détresse respiratoire. Les médecins sont plutôt en faveur de la réanimation, car la famille n'admet absolument pas le pronostic pessimiste. Les soignants sont plutôt en faveur de l'absten- tion car la patiente est agitée et semble selon eux refuser les soins : « *C'est plutôt la vue des soignants, qui la voient dans l'opposition, ce qui pourrait être un témoin de refus de soin.* [...] *L'argument pour* [la réanimation], *c'est la famille essentiellement. Je ne les sens pas du tout capables d'entendre ça* [une limitation de traitement] » (médecin senior).

Une réunion est organisée la semaine suivante avec l'équipe de soins palliatifs. La question du pronostic neurologique est abordée : l'imagerie, les potentiels évoqués et surtout à nouveau le jugement du médecin : « *Je leur ai dit que j'étais pessimiste* [...]. *D'après moi il y a une destruction cérébrale majeure, en gros les 2/3 du cerveau.* » On décide alors de ne pas réanimer si la complication est autre que pulmonaire. Néanmoins ce cadre décisionnel (une abstention de réanimation) s'applique mal à une séquence de trajectoire qui cinq semaines après le début de l'accident n'est plus vacillante mais bien traînante : « *Il n'y a pas de grande probabilité qu'elle s'aggrave aujourd'hui, ils ne refont pas de problèmes aigus, ils traînent* » (médecin senior).

L'autre question est celle de la gastrostomie (pose d'un dispo- sitif de nutrition artificielle à demeure) qu'il est impossible de trancher pour le moment à nouveau du fait de l'entourage. Il est difficile de décider tant que la famille n'accepte pas le discours des médecins sur le pronostic et il est délicat de parler de limita- tion tant que ceux-ci n'ont pas tranché... : « *Le mari a dit qu'elle pourrait être morte, et qu'il a beaucoup d'espoir qu'elle récu- père. Il veut du temps, attendre, attendre. X* [le médecin] *dit lui avoir parlé de la sonde, du traumatisme qu'elle cause pour l'œsophage, mais il a répondu vouloir attendre.* » La malade passe en salle une semaine plus tard où les relations avec la famille restent tendues.

Entre une et trois semaines de traitement, de nombreux patients présentant un AVC grave « *remontent le cap* » puis « *passent le cap* », qu'ils soient « *jeunes* » (50/60 ans) ou plus âgés, que la prise en charge ait été ou non « *maximale* » (réani- mation sans aucune limitation) comme dans le cas de Madame N.
     La vie est maintenant hors d'atteinte d'un danger imminent, et la suite de la trajectoire est ouverte. Elle pourra être ascendante (consister en une certaine reconversion) ou bien descendante (les

troubles consécutifs à l'AVC ne s'améliorent pas, des complications et des aggravations surviennent et débouchent sur la mort). Après un AVC grave, un nombre non négligeable de telles trajectoires traînantes se terminent à moyen terme (quelques mois) par un décès. Et chez de nombreux patients qui ont passé ce « *premier cap* » comme le dit le médecin, l'état clinique laisse entrevoir l'impossibilité de passer un second cap, celui de la récupération fonctionnelle et de l'adaptation au handicap. Les séquelles peuvent être importantes qu'elles soient d'ordre intellectuel (état végétatif chronique, état pauci-relationnel, troubles cognitifs graves) et/ou d'ordre moteur (impossibilité de récupérer la marche), accompagnées parfois de l'impossibilité d'engager une rééducation à cause de problèmes cardiaques.

Du fait de la gravité et de la précarité de leur état, certains patients restent plus longtemps en unité de soins intensifs (au moins de deux semaines à un mois), et les médecins peuvent alors constater l'absence d'un début de récupération. C'est la hantise des praticiens que de voir certains malades pour lesquels ils se sont battus se retrouver dans un état « catastrophique », avec des séquelles cognitives majeures. C'est tout le paradoxe de ces unités. Si la médecine neurovasculaire limite sans doute le handicap chez certains patients, elle contribue aussi à l'existence d'états très sévères chez d'autres qui sans son intervention seraient très certainement décédés.

Au sein des unités de soins intensifs neurovasculaires certains patients passent le cap et se retrouvent lourdement handicapés. Ces situations sont plus rares et les conduites à tenir semblent moins habituelles. Ici les problèmes se discutent et se règlent au cas par cas. Que font donc les médecins dans ces cas extrêmes ? En médecine, en phase aiguë comme après avoir passé le cap, il est plus facile de ne pas faire que de défaire. Les patients pour lesquels on s'est battu n'ont pas rempli toutes les espérances en termes de récupération. De ce fait la « force mobilisatrice » de leur cas (Nurok, 2007) est bien moindre. Des réunions peuvent donc se tenir où la limitation est moins compliquée à décider qu'en phase initiale (sauf lorsque la famille est opposée à l'abstention comme ici).

L'attitude la plus courante, et parce que c'est devenu une quasi-routine dans le service qui a traité Madame N., est donc de poser une décision d'abstention de réanimation. Cela se fait avec l'assentiment au moins tacite de la famille. Pourtant, ces trajectoires ont justement passé la séquence critique et les malades ne sont plus dans un état précaire, leur vie n'est plus en danger. Ils sont maintenant « autonomes » sur le plan cardiorespiratoire, on ne peut pas revenir en arrière. Cet effet cliquet rend en quelque sorte la discussion obsolète. Comme l'a dit le médecin senior à propos de Madame N. : « *Il n'y a pas de grande probabilité qu'elle s'aggrave aujourd'hui, ils ne refont pas de problèmes aigus, ils traînent.* » C'est tout le paradoxe de ce type de trajectoire traînante : il n'y a plus la possibilité de limiter les traitements vitaux au moment où le mauvais pronostic fonctionnel se transforme en un diagnostic de handicap lourd.

Une autre décision est l'abstention d'une gastrostomie chez un patient porteur d'une sonde gastrique. Cette question ne se pose pas s'il n'y a pas eu d'abstention de réanimation discutée et décidée. C'est en quelque sorte l'étape suivante des limitations. Au même titre que l'intubation, une gastrostomie peut entraîner un effet cliquet, car elle rend beaucoup plus délicat à décider un arrêt futur de nutrition artificielle. Mais ne pas entreprendre un geste de gastrostomie équivaut à un décès à court ou moyen terme. C'est une décision difficile, car l'équipe du service aura à en gérer les conséquences et à en assumer la responsabilité, c'est-à-dire à s'occuper du patient jusqu'au bout. Alors que, dans le cas inverse, une fois la gastrostomie faite, le malade sera transféré dans un autre service et c'est ce dernier qui aura à gérer d'autres types de conséquences et les éventuelles complications.

CHAPITRE IV

FACE AUX AVC GRAVES,
DES LIMITATIONS ET ARRÊTS DE TRAITEMENTS ?

En intervenant très tôt, dès le déclenchement de la maladie, la médecine neurovasculaire affirme une ambition thérapeutique face aux AVC. Son action vise à repousser les limites de la mort et du handicap en évitant certaines complications et, lorsque c'est possible, en faisant régresser l'ischémie cérébrale par la thrombolyse. L'immersion dans une unité de soins intensifs neurovasculaires dévoile le travail des médecins auprès des patients atteints d'AVC graves. Nous allons maintenant rétrécir la focale en nous intéressant aux limitations et arrêts de traitements lorsque la médecine neurovasculaire est confrontée à un risque important de décès et/ou de séquelles fonctionnelles. La forme que prend la trajectoire de maladie dépend alors autant de l'organisation des soins que de l'évolution de la maladie du patient. Nous détaillerons et nous analyserons différents modes d'organisation possibles selon les quatre services que nous avons étudiés et que nous présenterons successivement.

TRAITEMENT STANDARD, TRAITEMENT EXTRAORDINAIRE
ET CONCEPTION DE LA LIMITATION DES TRAITEMENTS

Le service de neurologie générale Dizy ne dispose pas d'unité de soins intensifs. Il n'est pas doté d'une unité neurovasculaire et accueille des patients atteints d'AVC en tant que service spécialisé en neurologie. Ici la routine et l'aspect standard, habituel, des traitements encouragent leur utilisation jusqu'au décès, ce qui invalide l'idée même d'une abstention ou d'un arrêt des traitements. L'exemple de ce service met en exergue le fait que l'abstention est avant tout une catégorie conceptuelle nécessitant de choisir sciemment de ne pas mettre en œuvre des moyens techniques spécifiques.

Ainsi, ce service n'est doté d'aucun dispositif de réanimation en propre. Pour autant il collabore de manière effective et régulière avec le service de réanimation situé dans le même hôpital, notamment dans le cadre de transferts de malades présentant des complications respiratoires. Cependant, cette orientation ne concerne jamais – ou quasiment jamais – les personnes admises pour AVC. Pour cette catégorie de patients, la collaboration entre le service de neurologie et le service de réanimation se limite en effet à deux activités : la thrombolyse et le prélèvement d'organes. La trajectoire présentée ci-dessous illustre la conduite habituelle des médecins quant à la réanimation des patients atteints d'AVC graves et aux limitations thérapeutiques. Il s'agit du cas d'un patient atteint de troubles cardiopulmonaires qui ne sera pas réanimé malgré l'aggravation de la situation.

━━━━━━━━━━━━━━ **Cas de Monsieur I.** ━━━━━━━━━━━━━━

Monsieur I. vit avec son épouse. Suite à un épisode brutal de confusion et de désorientation, ce patient de 73 ans est admis dans le service des urgences de l'hôpital où un scanner permet de diagnostiquer un AVC hémorragique.

Le malade est aphasique et ne présente pas de déficit moteur, il est transféré le lendemain dans le service de traumatologie faute de lit disponible dans le service de neurologie. L'état du malade s'aggrave rapidement : un scanner réalisé deux jours plus tard fait état d'une augmentation de l'hémorragie. Monsieur I. est comateux. Le neurologue informe la famille d'un risque de décès. Dans l'éventualité d'un prélèvement d'organes, le service de réanimation est averti de la situation. Une sonde urinaire est posée à demeure.

Le malade est transféré dans le service de neurologie le lendemain (soit quatre jours après l'accident). Il présente rapidement des complications cardiopulmonaires : encombrements des poumons nécessitant des aspirations, fièvre, pouls à 130. Cinq jours après l'accident, des examens complémentaires sont effectués (électrocardiogramme et radiographie pulmonaire) : le malade est atteint d'une infection pulmonaire et placé sous traitement antibiotique et antipyrétique. Monsieur I. réagit aux sollicitations, il ouvre les yeux, sert la main mais devient plus somnolant par la suite. Il a toujours de la température et un pouls très irrégulier.

L'interne de garde est appelé au cours du week-end suivant. Compte tenu de l'aggravation de Monsieur I., il informe la famille de son possible transfert en réanimation en vue d'un prélèvement d'organes (le score de gravité de Glasgow est évalué à 7-8 et le protocole peut-être engagé lorsque celui-ci est inférieur à 5). L'entourage demande à réfléchir. Le lendemain, l'état du patient s'est nettement amélioré (le score est évalué à 10) ; Monsieur I. est éveillé, il cherche à parler et à sortir de son lit, ce qui entraîne la décision de le placer sous contention. Lors du staff hebdomadaire, neuf jours après l'accident, l'équipe estime que la démarche de l'interne de garde était brutale et maladroite. Au cours de la même journée, la famille de Monsieur I. contacte l'interne du service pour lui faire part de son incompréhension et de son interrogation : la veille, on leur a parlé de prélèvement d'organes alors que le malade va nettement mieux ce jour. Ennuyé, l'interne répond que la démarche était en effet trop précoce et ajoute que, si l'état du patient s'est amélioré, son évolution demeure incertaine.

Au cours des deux jours suivants, l'état du patient se dégrade à nouveau : fièvre, tachycardie et troubles respiratoires. Plusieurs traitements sont successivement mis en place pour tenter de corriger ces troubles. Monsieur I. ne réagit plus, il est dans un état comateux. Son décès est constaté douze jours après l'accident. Le service de réanimation n'aura finalement pas déclenché le protocole de prélèvement d'organes.

Dans cet établissement, le segment initial de la trajectoire de l'AVC ne se déroule pas dans le service de neurologie mais au sein du service des urgences. Tout patient victime d'un AVC, quel que soit son niveau de gravité, est d'abord admis aux urgences ; les premiers responsables de la trajectoire de maladie ne sont donc pas les neurologues mais les urgentistes. Les patients susceptibles d'être traités par thrombolyse, peu nombreux au demeurant compte tenu du laps de temps écoulé entre la survenue des premiers troubles et l'arrivée à l'hôpital, bénéficient d'un scanner et d'un bilan pré-thérapeutique. Ce bilan comprend, entre autres, une évaluation clinique du patient réalisée à partir de l'échelle NIHSS (laquelle n'est utilisée que dans ces circonstances relativement exceptionnelles). Si tous les critères d'éligibilité sont réunis, la thrombolyse est effectuée aux urgences par l'un des médecins du service de neurologie. Après la réalisation de la thrombolyse, le malade est systématiquement transféré dans le service de réanimation afin d'y être surveillé durant 24 heures. Une telle surveillance ne peut être assurée au sein du service de neurologie dans la mesure où celui-ci n'a pas pour vocation de dispenser des soins intensifs ; il ne dispose d'ailleurs pas du matériel nécessaire pour assurer ce type de prise en charge. Ce n'est qu'à l'issue de cette période de surveillance que le malade est admis dans le service de neurologie.

Sur un autre versant, la collaboration entre le service de réanimation et le service de neurologie générale Dizy s'observe dans le cadre de la mise en œuvre d'un protocole de prélèvement d'organes spécifique aux patients victimes d'AVC graves. Ce dispositif prévoit le transfert en réanimation des patients plongés dans le coma à la suite d'un AVC hémorragique. L'état clinique du patient est évalué à partir de l'échelle de gravité de Glasgow, le service de neurologie étant censé prévenir le service de réanimation lorsque le score est inférieur à 5 (l'échelle de Glasgow n'est utilisée que dans ces circonstances). Si le prélèvement est envisageable, ce sont les professionnels du service de réanimation qui préparent la famille à cette éventualité et l'équipe du service de neurologie n'intervient pas dans ce processus. Lorsque la famille a donné son accord, le malade est transféré en réanimation et placé sous ventilation artificielle jusqu'à son décès.

Dans ce service de neurologie, le transfert vers la réanimation ne constitue donc pas un point de séquence de trajectoire possible pour les patients victimes d'AVC graves. De fait, il n'y a pas débats autour de ces questions. Ainsi, la possibilité de réanimer ou de ne pas réanimer Monsieur I. ne suscite aucune discussion au sein de l'équipe dans la mesure où il ne s'agit pas d'une option thérapeutique concevable. Bien que tacite, ce principe semble partagé par l'ensemble de l'équipe et se justifie par le fait qu'il n'y aurait pas de bénéfices – tout au moins au plan neurovasculaire – à attendre d'une telle option : « *Si l'état du patient s'aggrave, ils ne pourront pas faire grand-chose non plus, ils ne vont pas pouvoir stopper l'évolution au niveau cérébral. Donc, je ne vois pas dans quelle indication* [pour quelle raison] *ils prendraient un AVC en réa* » (médecin du service). Comme on le voit dans le cas de Monsieur I., la réanimation n'est pas évoquée pour des problèmes cardio-respiratoires qui, dans d'autres services et d'autres contextes organisationnels, pourraient susciter une discussion parmi les professionnels. Par contraste, et même si cela n'est pas plus explicité, la limitation de traitement représentée par une décision de non-réanimation ne paraît pas non plus constituer une option de trajectoire d'AVC massif. La perspective de la réanimation du patient dont l'état s'aggrave n'est pas sollicitée pour récuser cette éventualité et ainsi motiver le choix de la limitation thérapeutique.

Dans la mesure où la réanimation ne constitue pas une option thérapeutique, les échanges autour de cette possibilité sont absents de ce contexte. Un neurologue dit d'ailleurs : « *Il n'y a pas de discussion entre les médecins. On en discute dans le couloir, y compris avec la cadre, mais il n'y a rien d'organisé. Il n'y a pas de discussion avec le réanimateur non plus. En revanche, le cas peut être repris en staff le lundi suivant, si le décès n'est pas intervenu entre-temps.* » Pour autant, les observations que nous avons effectuées lors du staff hebdomadaire montrent que celui-ci ne constitue pas un espace de discussion de cette option. Cette réunion pluridisciplinaire rassemble systématiquement les aides-soignantes, les infirmières, la cadre de santé, les internes et les trois neurologues du service ainsi que l'assistante sociale. Les kinésithérapeutes peuvent, de manière plus ponctuelle, s'associer à la réunion. Le staff est conduit par les neurologues : chacun à leur tour, dossiers à l'appui, ils abordent la situation médicale des patients dont ils assurent le suivi sur leur secteur (motif d'admission dans le service, état clinique, neurologique, traitement…). Les différents professionnels présents apportent leurs propres informations au sujet de chaque patient : alimentation et hydratation, mobilisation (patient levé, au fauteuil, etc.), observations quant à la récupération ou l'aggravation (« *discute* », « *est somnolent* », etc.), attitude à l'égard des soignants et des soins (agressivité, absence de « *coopération* » ou de « *participation* »…), « *devenir* » (contacts avec les établissements médico-sociaux, mise en œuvre d'un plan d'aide à domicile…), relations avec les familles, etc. Les modalités de prise en charge sont ajustées en fonction de ces informations (par exemple, passage à l'eau gélifiée ou au Perrier, morphine pour soulager la douleur, etc.). Le staff se déroule de manière plutôt conviviale et décontractée dans l'office infirmier. Sa durée (un peu moins d'une heure) ne permet guère de s'attarder sur la situation de chacun des vingt-huit malades hospitalisés dans le service, ni même de débattre d'éventuelles prises de décision. Enfin, soulignons que l'on ne retrouve pas trace du contenu de ces staffs dans les dossiers des patients. C'est un espace de discussion du traitement standard, du travail clinique.

Autrement dit, le fait que la réanimation ne constitue pas une indication thérapeutique (non-indication) rend improbable la prise d'une décision de limitation de traitement de ce type. En ce sens, l'idée d'une limitation de réanimation ne fait pas partie de l'univers mental des praticiens de ce service puisque ce traitement n'est même pas envisageable. La notion de survie du patient n'est pas un argument mis en avant ici, d'autant que l'une des missions annoncées du service de neurologie se centre, comme nous le verrons plus loin, sur la fin de vie de cette catégorie de patients. Les médecins n'évoquent ni réanimation ni absence de réanimation. Ainsi, la question de la réanimation lorsque nous l'avons amenée a pu les étonner et leur paraître incongrue.

Néanmoins, à l'instar des autres services sur lesquels nous avons investigué, le service de neurologie générale s'inscrit pleinement dans une logique d'*intervention thérapeutique*. Cette logique peut être qualifiée de « standard » dans la mesure où le contenu des actions thérapeutiques qui y sont entreprises n'est pas d'un niveau d'intensité comparable à celui des USINV dotées d'importants moyens techniques. Pour autant, la prise en charge des patients victimes d'AVC massifs s'inscrit bel et bien dans le registre de l'action thérapeutique. Les actes diagnostiques et médicaux y sont mis en œuvre, de façon quasi systématique, jusqu'à un stade très avancé des trajectoires de maladie, jusqu'à la mort même. Dans le contexte étudié, la logique du traitement standard coexiste avec une seconde logique, celle de l'*accompagnement*. Les professionnels médicaux et surtout paramédicaux mettent en effet l'accent sur le travail de *confort* accompli auprès des patients déclinants, souffrants et mourants.

La plupart du temps, ces deux logiques s'articulent dans le cadre des pratiques ordinaires de l'équipe : les soins de confort et de nursing sont réalisés conjointement aux soins thérapeutiques à visée « curative ». La logique thérapeutique est portée par les médecins. La logique de l'accompagnement, bien que partagée avec les neurologues, est essentiellement portée et surtout mise en pratique par les soignants. Elle recouvre l'installation confortable du malade, la mise au calme, l'attention à la douleur et au « moral », le recours à du matériel ergonomique, les soins de nursing : prévention d'escarre, hygiène, etc. Cette logique n'est toutefois pas équivalente à celle qui prédomine au sein d'une unité de soins palliatifs qui elle se concentre exclusivement et de manière beaucoup plus importante sur les soins de confort, la prise en charge intensifiée des différentes formes de souffrance et l'allégement/arrêt des traitements.

Néanmoins, il peut arriver que logiques thérapeutique et d'accompagnement entrent *en tension*. De tels tiraillements s'observent dans les moments où les professionnels sont amenés à gérer des trajectoires fortement traînantes et déclinantes. Dans ces contextes, *l'option des soins palliatifs* peut être avancée par les neurologues, une fois acquise l'intime conviction que le patient va très certainement mourir des suites de l'AVC. Lorsque les médecins pressentent que le décès du patient va survenir à court terme, ils continuent de s'inscrire dans le cadre de la double logique d'intervention thérapeutique et d'accompagnement. En revanche, la prise en charge du patient devient plus problématique lorsque sa mort se fait « attendre » et/ou lorsque l'on présage que son décès n'adviendra pas à brève échéance. Ce changement de temporalité (mort envisagée à court terme *versus* mort projetée à moyen terme) peut perturber les modalités de la prise en charge routinière. En quelque sorte, les membres de l'équipe ont, à ce stade de ce type de trajectoire, affaire à des malades que l'on pourrait qualifier « entre-deux ». De telles situations se rapprochent de celles des personnes en état végétatif chronique considérées à la fois comme *mortes et vivantes* par les soignants (Cretin, 2013).

En référence aux travaux anthropologiques de Robert Murphy (1993), on pourrait dire que ces malades sont entrés dans une sorte de phase « liminale » (à la marge). Aux yeux des professionnels, ils ne sont ni complètement vivants ni complètement morts. Chez Glaser et Strauss (1965 et 1967), la mort ou plutôt le mourir en tant que processus temporel renvoie à une succession de « statuts transitionnels ». Le statut « entre-deux » constitue ici un moment de bascule entre trajectoire de maladie et trajectoire de mort. C'est notamment pour cette raison qu'il s'agit d'un statut problématique et perturbant pour le travail de l'équipe. Glaser et Strauss observent d'ailleurs que, dans les processus de mort, les actions des participants ne sont que partiellement régulées. Ici, le changement de statut vient aussi perturber les modalités de la prise en charge courante. Sur ce point, il importe de rappeler que ces patients survivent de manière tout à fait autonome sur un plan cardiorespiratoire et qu'ils ne sont pas « techniqués » (selon l'expression professionnelle).

L'option des soins palliatifs ne peut toutefois être envisagée qu'une fois que le malade a été identifié comme étant, selon le terme consacré, « en fin de vie ». S'appuyant sur l'expérience clinique des neurologues, le travail de diagnostic/pronostic d'une mort prochaine est très progressif. Ce repérage requiert du temps. Les médecins doivent en effet parvenir à réunir un faisceau d'indices pour établir que le patient est bien entré dans la phase terminale de sa trajectoire. En référence aux analyses de Strauss, ce travail constitue une forme de définition sociale (médicale en l'occurrence) de la mort en tant que phénomène naturel et son enjeu est donc fort puisqu'il fait que des « gens peuvent (à l'hôpital) être morts socialement avant de l'être biologiquement » (Baszanger, 1992 : 25).

Pour autant, cette identification est toujours empreinte d'incertitude. Les médecins ne sont pas en mesure d'affirmer avec sûreté que la mort va effectivement survenir, et encore moins de situer avec précision le moment où elle adviendra. Jusqu'à un stade très avancé des trajectoires, il peut y avoir des reconversions inespérées, des morts survenant plus rapidement que prévu, des pronostics finalement erronés, etc. Une telle incertitude est souvent difficile à supporter pour l'entourage du mourant en dépit des précautions prises par les professionnels. Pour les proches, cette situation peut être source de tensions avec l'équipe professionnelle et d'incompréhensions mutuelles.

Ce n'est donc qu'une fois la fin de vie pronostiquée et la perspective d'une mort non rapide augurée que l'option des soins palliatifs peut être avancée par les médecins. Mais une fois posée, cette option engage personnellement le neurologue qui en est à l'origine. Cette annonce vaut déclaration d'intention aux yeux des autres professionnels et va conditionner la gestion à venir de la mort, orienter les différentes actions et interactions.... À partir du moment où le praticien a déclaré publiquement – le plus souvent à l'occasion du staff hebdomadaire – cette « étiquette » ou *label* (Becker, 1985), l'équipe soignante semble attendre de sa part un ajustement de la prise en charge médicale du patient concerné. Celui-ci passe par un renoncement, partiel ou total, à la logique d'intervention thérapeutique au profit de la logique d'accompagnement, à laquelle les soignants sont particulièrement attachés. En théorie, ce changement de logique d'action pourrait être l'occasion de limiter et/ou de cesser certains traitements actifs standards.

Or, les paramédicaux observent souvent que les déclarations d'intention des médecins ne se concrétisent pas dans les faits et que les soins sont poursuivis selon la même logique d'intervention thérapeutique : « *On dit que l'on est dans du palliatif et on continue parfois les antibiotiques, les seringues électriques, ça ce n'est pas du palliatif. [...] On ne sait pas quand on démarre, les médecins ont du mal à dire : "On est dans du palliatif." Souvent, on va mettre la sonde gastrique, on va mettre l'alimentation par sonde, on va hydrater, on va mettre le masque d'hyperventilation, et en en même temps les médecins nous disent : "Probablement, c'est une fin de vie, il n'y a pas de chance de récupération." Et ça peut durer pas mal de jours comme ça, sans évolution...* » (cadre de santé). Dans ces contextes, il y a un début d'ajustement des pratiques soignantes ordinaires en lien avec la logique d'accompagnement, mais pas des pratiques médicales.

En conséquence, les membres de l'équipe paramédicale expriment le sentiment d'une certaine disproportion entre les moyens diagnostiques et thérapeutiques mis en œuvre dans ces situations de fin de vie et les résultats que l'on peut en espérer. Les chances de reconversion du malade sont pour ainsi dire réduites à néant et son déclin quasiment assuré jusqu'à la mort. Celui-ci va mourir quoi qu'il en soit, il ne s'agit ni plus ni moins que d'une question de temps. Alors à quoi bon poursuivre ou même engager tardivement des traitements contribuant à prolonger et à compliquer inutilement la fin de ces trajectoires ? Aux yeux des membres de l'équipe, les neurologues vont donc trop loin : « *Finalement ça*

peut durer et on se rend compte que l'état du patient ne s'amé-
liore pas, voire s'aggrave, mais on continue à soigner » (cadre de
santé). L'alignement des actions (Blumer, 1969) entre les différentes catégories de professionnels s'avère difficile, le travail
collectif est mis à mal.

─────── **Illustration de la philosophie** ───────
du « ne pas prolonger inutilement » chez les soignants

Une patiente âgée de 82 ans n'a pas récupéré après un AVC
hémorragique ayant fait l'objet d'un traitement chirurgical par
drainage. L'option de l'intervention chirurgicale avait ouvert l'espoir d'une reconversion ou tout au moins d'une amélioration qui
ne s'est jamais réalisée : « *Il y aurait dû y avoir un début d'amé-*
lioration après la chirurgie » (médecin). L'état de la malade s'est
inexorablement dégradé y compris au plan cognitif. Celle-ci
est décédée après une dizaine de jours de traitement « standard ». L'infirmière présente au moment de son décès déclare :
« *Elle n'avait pas ouvert les yeux depuis dimanche. Il vaut mieux*
qu'elle parte plutôt que de continuer à souffrir. »

Cette situation fait référence à l'un des « styles » de mort repérés
par Glaser et Strauss : la mort *méritée*. Ce style concerne priori-
tairement les patients les plus âgés, usés, dégradés, agonisant
dans la douleur, sans espoir de récupération… Ceux-là ont, en
quelque sorte, le droit de mourir vite.

La catégorie de *l'acharnement thérapeutique* n'est pas – tout au
moins ouvertement – invoquée pour disqualifier voire condamner
les pratiques des médecins. Interrogés sur ce point, les professionnels renvoient d'ailleurs la question au chercheur : « *Est-ce*
de l'acharnement thérapeutique ? C'est à vous de le dire… ». On
peut penser que le caractère standard des traitements instaurés
dans ce service rend plus difficile l'usage de cette catégorie.
Conformément à la logique d'intervention thérapeutique à l'œuvre
dans ce contexte peu technicisé, les médecins entreprennent ce
qui doit être entrepris, c'est-à-dire des actes routiniers, au regard
de l'évolution de l'état du patient, qui leur paraissent peu invasifs et ne relèveraient donc pas du déraisonnable ou de l'excès.
De fait, le recours au registre de l'acharnement thérapeutique n'y
est guère approprié. Les moyens d'interventions thérapeutiques
qui risqueraient d'être perçus comme agressifs, excessifs, surtout

lors des phases ultimes de trajectoires, ne sont pas de mise ici, comme la réanimation cardio-respiratoire, laquelle constitue de toute manière en quelque sorte une « non-indication thérapeutique » initiale.

Dans ces conditions, les neurologues ne peuvent être traités de « mauvais médecins » au sens où ils n'en feraient pas assez ou à l'inverse trop. En outre, ils peuvent être conduits à justifier la poursuite des soins actifs par le recours à des arguments de nature là encore strictement médicale et non éthique ou morale. Ils s'en tiennent à une définition strictement médicale de la situation du patient. Il s'agit de démontrer le bien-fondé des actions thérapeutiques et diagnostiques mises en œuvre, y compris pour assurer le confort du malade. La logique de l'action thérapeutique est alors présentée comme étant en quelque sorte « au service » de la logique de l'accompagnement et du confort : « *Eux, ils argumentent en disant que l'alimentation est importante pour éviter les escarres, ce qui n'est pas faux, parce qu'un patient qui a fait un AVC a de gros risques d'escarres, de complications cutanées même avec un matelas à air. Ils justifient ainsi l'alimentation par sonde mais en même temps, s'il n'y a plus rien à faire, on peut se poser la question. Donc l'oxygène, évidemment le patient désature forcément si on mesure sa saturation,* [on peut constater une diminution du taux d'oxygène dans le sang] » (cadre de santé).

On le voit, dans ce service les médecins s'interrogent peu sur leurs pratiques et sur le sens des soins entrepris auprès des malades dits « en fin de vie ». Une telle possibilité ne paraît pourtant pas incompatible avec la logique de l'intervention thérapeutique puisque l'on verra plus tard que, dans d'autres services, des médecins tout aussi interventionnistes (voire davantage compte tenu des moyens techniques) sont amenés à se questionner sur ces situations. Ainsi, dans l'unité neurovasculaire dotée d'un dispositif de réanimation à demeure, la logique de l'intervention thérapeutique peut être modulée par une seconde logique d'*interrogation thérapeutique*. Pourquoi ne retrouve-t-on pas de logique comparable dans ce service de neurologie générale Dizy ? L'absence d'un cadre philosophique permettant de contrebalancer la logique de l'intervention thérapeutique tient probablement à un environnement technique plus léger et à la nature des situations « entre deux ». Mais il dénote aussi un faible niveau de *culture éthico-légale* : pas de pratiques collégiales des médecins, pas de référence au cadre juridique, celui de la loi Leonetti en particulier, qui n'est jamais cité.

Cette faible acculturation éthico-légale rend l'équipe médicale moins sensible à ce type de questionnement. Le caractère standard des traitements instaurés dans ce contexte peu technicisé est également déterminant, ainsi que la définition essentiellement médicale des situations. Le caractère peu agressif des soins prodigués limite par ailleurs les possibilités d'interrogation. D'autre part, les patients arrivent dans le service après une certaine sélection accompagnée parfois d'âpres négociations avec d'autres services, le service des urgences de l'hôpital en particulier. À partir du moment où le service de neurologie admet un patient, où celui-ci arrive d'ailleurs après de nombreuses discussions, ce n'est pas pour le laisser mourir. N'y a-t-il pas l'obligation d'intervenir au minimum ? La logique de négociation des entrées dans le service renforcerait ainsi la logique d'intervention thérapeutique. Quelles qu'en soient les raisons, le fait est que les médecins n'ouvrent pas de réels *débats de trajectoires*, ce que peuvent alors déplorer les professionnels soignants : « *Avant qu'on enlève l'alimentation par sonde, l'oxygène... On pourrait* [s'atteler à] *réfléchir autrement. À quoi, ça sert de continuer l'alimentation par sonde ? C'est vrai que, dans le service, on ne s'est jamais posé pour réfléchir à ces questions de prise en charge et d'éthique* » (cadre de santé).

Les possibilités de débattre pour l'équipe médicale et soignante de la conduite à tenir dans ces situations sont donc extrêmement réduites. De plus, les désaccords des soignants quant aux modalités de prise en charge des patients déclinants et mourants ne sont pas exprimés *ouvertement.* Les paramédicaux n'interpellent pas les médecins sur ces questions. Ainsi, nous n'avons pas repéré de véritables espaces ou temps de débats, spécifiquement dédiés aux échanges de points de vue entre les membres de l'équipe médicale et paramédicale à ces sujets. Les membres de l'équipe soignante interrogent *entre eux* la conduite thérapeutique des neurologues et évoquent *entre eux* – et du bout des lèvres – la catégorie de l'acharnement thérapeutique. Aussi les soignants peuvent-ils avoir l'impression d'être tiraillés entre la logique de l'action thérapeutique et la logique de l'accompagnement qu'ils privilégient fortement dans ces phases terminales de trajectoires descendantes et traînantes. Dans ces conditions, les professionnels peuvent se sentir contraints de prodiguer des soins auxquels ils n'adhèrent pas, c'est-à-dire des soins en contradiction avec leur cadre philosophique de référence dans ces moments-là. De tels dilemmes peuvent être à l'origine d'une forme d'insatisfaction morale.

Le contenu de la catégorie de « l'acharnement thérapeutique » évoquée par les paramédicaux varie en fonction du contexte organisationnel et technique. Dans un cadre peu technicisé où se côtoient professionnels « professionnels » (médecins et infir-mières) et professionnels « profanes » (aides-soignantes et agents de service) comme celui du service de neurologie générale, cette catégorie renvoie à la poursuite des traitements dans les contextes de « conscience ouverte[1] ». Les uns et les autres savent que la mort surviendra inévitablement et qu'il y a donc peu à attendre de ces traitements. Le terme « acharnement thérapeutique » sert alors à dénoncer le caractère disproportionné du travail médical entrepris auprès de ces malades au cours de cette phase de trajectoire, alors que pour les médecins il n'y a pas d'acharne-ment puisque aucun traitement « extraordinaire » ou invasif n'est employé. Ils suivent juste leur ligne de conduite habituelle.

En définitive, les conditions idéologiques et organisationnelles du service de neurologie générale ne permettent pas d'inter-roger ni même de moduler la logique d'intervention thérapeu-tique prédominante au sein de l'équipe médicale. L'abandon de la logique d'action thérapeutique au profit de la logique de confort ne devient possible que lorsque le patient est complètement pris en charge par l'équipe des soins palliatifs, situation peu fréquente au demeurant. Le passage de relais aux professionnels des soins

---

1. Le « contexte de conscience de mort » (*death awareness context*) est un concept proposé par Glaser et Strauss (1965). Il recouvre l'ensemble des configura-tions possibles selon le type de conscience que les différentes personnes (patient, famille, infirmières, médecins) ont de la mort prochaine du patient. Cette conscience spécifique comprend à la fois ce que « chaque personne interagissant sait du statut défini du malade et la connaissance qu'elle a de la conscience que les autres ont de sa propre définition. [...] C'est le contexte dans lequel les gens interagissent en même temps qu'ils le découvrent ». Il y a quatre types de contexte : le « contexte de conscience fermée » (*closed awareness* : les professionnels savent, pas le malade), de « conscience présumée » (*suspected awareness* : le malade se doute de quelque chose, les professionnels font comme si de rien n'était), de « conscience feinte mutuelle » (*mutual pretence awareness* : chacun sait et fait comme si de rien n'était), de « conscience ouverte » (*open awareness* : tout le monde sait et en parle ouvertement).

palliatifs conduit quasi systématiquement au renforcement des soins de confort et surtout à une inflexion des actes thérapeutiques et diagnostics. Plus largement, confier un malade en fin de vie aux collègues de l'unité de soins palliatifs équivaut à basculer rapidement d'une logique curative à une *logique palliative* « pure » (Legrand, 2013).

Cette logique palliative est conçue sur le modèle de l'accompagnement de fin de vie des patients cancéreux ; elle n'est pas équivalente à la logique d'interrogation thérapeutique décrite dans le chapitre suivant. Du coup les médecins n'ont pas à assumer le poids moral parfois lourd des décisions d'arrêts et/ou limitations thérapeutiques, celles-ci étant d'une certaine manière déléguées à leurs confrères des soins palliatifs. Le registre de l'action thérapeutique est ainsi préservé au sein de l'équipe médicale de neurologie. En revanche, la logique de l'accompagnement, prérogative de l'équipe paramédicale, peut être mise à mal par ce processus de transfert du malade en fin de vie vers une équipe de soins palliatifs. Dans ces situations, les personnels soignants expriment en effet le sentiment coupable d'avoir failli à un impératif moral dicté par leur souci du confort : ils n'ont pas « *accompagné jusqu'au bout les personnes prises en charge* » ou encore ils n'ont pas « *finalisé leur travail* » (infirmière).

Ainsi, l'analyse du fonctionnement du service Dizy met au jour plusieurs raisons expliquant pourquoi les pratiques ne sont pas pensées par les médecins en termes de limitation et d'arrêt des traitements. Ce cas illustre le rôle crucial joué par la technique dans la conception même des soins. D'une part, l'absence de réanimation n'est pas envisagée comme une abstention puisque réanimer ne fait pas partie de la prise en charge des AVC. Selon le niveau technique du service et ses conduites habituelles, une absence d'intervention peut être envisagée comme une non-indication (comme ici) ou bien comme une limitation. D'autre part, le caractère routinier des thérapeutiques, d'autant plus qu'elles ne sont pas invasives, n'incite pas les médecins à se poser la question de leur arrêt éventuel. Les patients atteints d'un AVC grave seront ainsi traités jusqu'au bout. La prédominance de la logique thérapeutique empêche d'étendre la logique de confort au-delà du nursing vers une interrogation sur les prescriptions. Les médecins sont sans doute d'autant plus encouragés à traiter les patients que ceux-ci ont été admis parfois de haute lutte dans le service. On peut aussi considérer que la mort du patient ne peut raisonnablement survenir qu'une fois que les procédures habituelles ont montré leur inefficacité, une fois que tout ce qui pouvait ou devait être fait a bien été fait.

C'est lorsque le décès met un peu plus de temps à survenir que les médecins peuvent envisager d'adresser les personnes malades aux spécialistes de soins palliatifs. Dans ce cas, ils passent la main et leur délèguent implicitement la décision de limiter ou d'arrêter des thérapeutiques. Dans ce service où les situations sont définies essentiellement selon une logique d'intervention thérapeutique « standard », il n'y a pas d'espace permettant de discuter les limitations, aucune catégorie cognitive pour les penser, ce fait étant renforcé par l'absence de sensibilisation des professionnels à la loi du 22 avril 2005 dite Leonetti. Pour les médecins, « l'acharnement thérapeutique » est inexistant puisque la prise en charge est standard et non invasive.

À l'opposé de ce service de neurologie générale, nous allons examiner maintenant le cas d'un service neurovasculaire où le traitement invasif est continué quasiment jusqu'au bout. Les limitations de traitement ne se font qu'*in extremis* et s'inscrivent dans une autre logique s'accommodant de pratiques d'accélération du décès.

INTERVENTION INTENSE, ÉCHEC DES TRAITEMENTS ET ACCÉLÉRATION DE LA MORT

Le service Champo est un service de neurologie doté d'une unité de soins intensifs neurovasculaires où la prise en charge est standardisée au maximum. Les médecins cherchent en permanence à perfectionner voire compléter les procédures existantes par de nouvelles, faisant dire à certains : « *Dans l'hôpital où j'étais avant, c'était plus familial, j'avais plus l'impression de faire ma médecine. Ici, on est beaucoup plus sous protocoles. On est plus encadré, plus rigoureux. Il faut que tu fasses comme tout le monde fait* » (chef de clinique). Ce service se caractérise donc par une forte volonté de formalisation et de normalisation des activités de travail. Chacun est à sa place et sait ce qu'il a à faire, l'activité est régie par un grand nombre de règles et de procédures écrites qui ont tendance à remplacer les interactions entre catégories professionnelles. Ainsi, même lorsque la trajectoire de maladie se complique et que son dénouement devient incertain, les praticiens continuent à suivre les protocoles thérapeutiques établis. Ils restent sur un registre très médical et n'abordent que très rarement l'éventualité d'un décès comme on le voit dans le cas suivant.

━━━━━━━━━ **Cas de Monsieur M.** ━━━━━━━━━

Monsieur M. a 80 ans. Il a été retrouvé inanimé dans son lit au petit matin par sa femme. L'AVC est très grave, le NIHSS est à 27 à l'arrivée dans le service. Un infarctus du tronc basilaire est diagnostiqué. Les neurologues décident de ne pas demander d'avis chirurgical, car l'accident est trop ancien. Le lendemain, l'enquêteur demande des nouvelles au médecin senior qui s'occupe de Monsieur M. : « *Il est toujours là. Après… son pronostic est réservé, mais il n'y a pas de raisons d'abréger sa vie. Y a des gens de temps en temps qui s'en sortent pas si mal.* »

Durant le week-end, Monsieur M. présente une aggravation brutale. Il n'y a pas de consigne de non-réanimation et le médecin de garde - qui fait partie du service - appelle un de ses collègues en urgence. Ils valident ensemble une décision de non-réanimation en cas d'arrêt respiratoire. La femme du patient est avisée par téléphone de l'aggravation et prévenue « *qu'on ne le mettra pas en réanimation* ».

Le lundi matin, l'enquêteur demande des nouvelles de Monsieur M. au médecin senior : « *C'est un peu compliqué au début. L'idée, c'était de lui laisser sa chance, parce que si on ne le fait pas, il passe le cap avec des chances de récupération en moins. Il respirait tout seul. Il allait passer tout seul la phase aiguë, on pensait qu'il allait passer le cap. Et puis, secondairement, il s'est aggravé ces dernières 24-48 heures. (…) Y a eu une discussion avec sa femme et puis il s'est aggravé tranquillement.* »

Une décision de limitation des traitements est donc prise, sans avoir fait l'objet d'une discussion lors du staff. De leur côté, dans le couloir, les infirmières se plaignent : « *Monsieur M., il paraît que c'est une fin de vie, et pourtant faut encore faire les bilans sanguins. Je ne comprends pas. Je ne comprends pas à quoi ça sert de l'embêter avec ça. Mais non. Eux, ils continuent à suivre leurs protocoles.* »
Monsieur M. décède le lendemain matin.

Alors que le pronostic de Monsieur M. est réservé et son avenir très incertain, il n'en est pas fait mention lors du staff médical. Dans ce service, l'organisation du travail et les différentes activités standardisées concourent à ce que tout soit mis en œuvre pour traiter activement le patient. Les critères sont essentiellement médicaux. Le registre des staffs est délibérément très factuel, pour ne pas considérer d'autres critères que l'état de santé actuel du patient, ce qui ne manque pas d'interroger un médecin sénior qui s'exprime en ces termes : « *Je pense que les réunions ont été créées pour faire un relevé d'activité et une évaluation sociale pour la sortie. Je trouve que des fois on parle trop d'examens médicaux. On essaie quand même de ne pas être trop... Je ne sais pas comment dire... On a affaire à des êtres humains quand même, donc de ne pas utiliser... Je ne sais pas* ». Le pronostic fonctionnel et la qualité de vie du patient sont rarement évoqués mais non par négligence. Les médecins veulent rester dans le registre de l'*evidence based medecine* et ne pas formuler un « jugement » sur ce que peut ressentir le patient ou sur sa qualité de vie future. Pour eux, il est important de traiter activement les patients sur la base d'arguments scientifiques et médicaux et de leur laisser un maximum de « chances » de pouvoir survivre à leur accident sans que des arguments d'ordre « subjectif » viennent interférer.

Ainsi la dimension médicale, dans l'acception bioclinique du terme, est-elle dominante dans les discussions. C'est le cas pour ce patient qui reste mutique dans son fauteuil et arrache constamment sa sonde naso-gastrique. Une gastrostomie a été planifiée. L'un des médecins s'interroge et interpelle le reste de l'équipe à l'occasion d'une visite : « *Est-ce qu'il ne veut pas nous dire qu'il faut qu'on arrête. Il est complètement apathique et il n'arrête pas d'enlever sa sonde, c'est peut-être un signe !* » Les autres médecins et l'infirmière sourient avec indulgence. Devant son insistance, l'infirmière le rassure : « *Non, mais je crois que la question ne va pas se poser, il retrouve un réflexe de déglutition. Si ça se trouve il n'y aura pas besoin de faire la gastrostomie.* » Le dilemme éthique (faut-il continuer à nourrir le patient de force si celui-ci refuse ?) est éludé en replaçant la question sur un plan physiologique. On le voit, la définition strictement organique de la situation permet de ne pas avoir à poser certains problèmes éthiques. La nature répond d'elle-même avant même que les dilemmes puissent être formulés et discutés...

Plus largement, dans ce service, les traitements et leur poursuite font peu l'objet de discussion ; la prise en charge est habituellement engagée au maximum. Si les malades sont traités très activement, la nécessité d'un transfert en réanimation interroge cependant la conduite à tenir. Cette situation fonctionne comme un seuil au-delà duquel les médecins peuvent se poser la question d'une limitation. Pour Monsieur M., le problème des thérapeutiques déployées ne se pose qu'au « pied du mur », lorsqu'il devient nécessaire de l'intuber et donc d'entrer dans un nouveau cycle d'intervention, beaucoup plus invasif. À la différence du service Dizy, on voit là qu'une question peut surgir parce qu'une telle option est envisageable pour ce type de patients. Dans ce cas, la décision de ne pas entreprendre de réanimation cardio-respiratoire peut être prise par les médecins. Cette décision n'est pas anticipée ni discutée en équipe. Elle ne fait généralement pas l'objet d'une réunion spécifique et survient le plus souvent dans l'urgence au moment d'une aggravation.

Même si la non-réanimation est décidée au dernier moment, le médecin responsable du patient en réfère toujours à l'un de ses collègues. La bonne entente qui règne entre eux et leur longue habitude de collaboration font qu'ils sont très souvent d'accord sur ce qu'il faut faire : « *On essaie toujours de prendre une décision collégiale quand c'est comme ça. Même si c'est le week-end, on n'hésite pas à se passer un petit coup de fil. On essaie toujours d'en parler à d'autres et c'est la loi. Et en général on est d'accord. Même si on peut avoir des divergences dans les façons de faire, on travaille ensemble depuis longtemps, on est souvent d'accord* » (médecin senior). Le consensus médical est facilement atteint. Ainsi, la « collégialité » de la décision désigne ici la concertation entre médecins et non pas avec les infirmières. Cette absence de discussion empêche une coopération plus étroite entre les groupes professionnels, voire créé un mécontentement chez les infirmières qui se disent insuffisamment informées : « *Alors on essaie de faire les choses le moins mal possible. En général, on va les voir après notre décision. C'est vrai qu'elles ne participent pas beaucoup à cette décision. De toute façon, on n'a pas beaucoup de temps, donc faute de temps ça se passe comme ça. Ça se fait de façon informelle. On n'a plus le temps de se poser pour discuter des patients avec tout le monde. Les infirmières n'ont pas fini leur tour quand nous, on est prêts, et ensuite c'est nous qui commençons la visite »* (médecin senior).

Pour autant, les soignantes ne regrettent pas leur absence du processus de décision comme l'avait déjà observé Kentish-Barnes dans les services de réanimation (Kentish-Barnes, 2008). Elles vont rarement à l'encontre des choix faits. Cependant, elles aimeraient pouvoir bénéficier de plus d'échanges au moment de leur mise en œuvre, comme dans le cas de Monsieur M. Une infirmière s'en explique : « *On discute ensemble* [des décisions prises], *avec les aides-soignantes aussi. Et puis entre collègues, et chacun donne son point de vue. Moi j'essaie de comprendre pourquoi ils veulent qu'on continue par exemple les transfusions ou qu'on pose une sonde naso-gastrique alors que c'est la fin. Des fois, je ne comprends pas bien. Maintenant, prendre la décision d'arrêter les soins, je ne le ferais pas. Je ne me permettrais pas de le faire.* » Le processus de limitation et arrêt de traitement reste donc strictement aux mains des médecins. La différence entre les catégories professionnelles est très marquée dans ce service. Les médecins tendent à fonctionner en vase clos avec une forte connivence dont les infirmières sont exclues. Ce fonctionnement en parallèle génère une incompréhension mutuelle, observée au quotidien, et se renforce lorsqu'il s'agit de limiter les traitements. Le cloisonnement peut alors être source de tensions accrues du fait de l'habitude de certains médecins de précipiter le décès.

Quand la décision de limitation des traitements est prise, le décès survient généralement peu de temps après, car le patient est médicalement très instable, son état de santé est dégradé. Mais cela s'explique aussi par une forme d'activisme qui se prolonge dans des pratiques « d'accélération » du mourir par le recours à des substances antalgiques à une dose létale : « *Moi, quand je limite, je vais rapidement "monter"* [la dose]. *Quand tout le monde est prêt, les gens s'abîment à attendre. Je n'y arrive pas. J'ai tendance à ne pas faire traîner, quoi. Moi je trouve ça trop dur pour les familles. Même si pour moi c'est l'intérêt du patient qui prime, c'est le plus important. Je vois bien que les familles s'épuisent, elles n'en peuvent plus. J'ai appris avec les SLA (scléroses en plaques), les tumeurs, c'est comme ça qu'on faisait. J'ai pris ce qui me semblait bon dans les deux et on fait avec* » (un médecin senior). Une telle attitude *a priori* paradoxale dans un service qui se bat pour sauver les patients relève du passage d'un activisme pour la vie vers un activisme d'accélération de la fin de vie. De telles pratiques ont été aussi décrites par Nancy Kentish-Barnes dans certains services de réanimation (Kentish-Barnes, 2008).

Si elles sont justifiées devant l'enquêteur par la sollicitude envers les familles, on peut néanmoins souligner qu'il n'existe de la part des proches aucune demande de raccourcir la vie du patient. Peut-être ces actes visent-ils à éviter des agonies jugées trop lentes et/ou difficiles à vivre par les équipes profession-nelles. Ils apparaissent néanmoins aussi comme une difficulté à faire autrement, comme une impossibilité à passer au registre des soins palliatifs. Ils reproduisent des pratiques apprises antérieure-ment dans l'expérience professionnelle et dans d'autres services. À nouveau, ici, nul lieu et nul moment pour une interrogation sur la conduite à tenir mais la mise en avant de moyens « efficaces » présentés comme allant dans l'intérêt des usagers. Ces moyens prennent la forme de pratiques habituelles en fin de vie, justifiées par un point de vue de principe. Cette attitude va à l'encontre d'une conception de l'« éthique » vue comme interrogation néces-saire sur la visée même de l'action médicale et comme débat sur les moyens d'y parvenir.

Dans ce service, ces pratiques se déroulent sans questionne-ment visible. On peut parler ici d'escamotage de la phase pallia-tive et de la mort. Le temps de la fin de vie, de l'accompagnement, de la prise en charge palliative peut paraître comme un moment inconfortable où l'équipe peine à trouver sa place, vis-à-vis du patient et de sa famille. Et l'activisme médical continue de s'ins-crire dans la trajectoire de maladie y compris au moment où celle-ci s'achève. Néanmoins, pour les infirmières, ce passage rapide entre le curatif et la mort peut être difficile à comprendre et à vivre. Celles-ci peuvent avoir le sentiment d'être dépossédées de l'ac-compagnement, rôle qui leur est traditionnellement dévolu, et même de participer au fait de provoquer la mort. Pour les méde-cins, certaines d'entre elles « *refusent de passer de la morphine, parce que pour elles c'est accélérer le décès* ».

Un autre type de situation peut relever de limitations. Dans ce service très interventionniste, certains malades atteints d'un AVC grave passent « le cap » en gardant des séquelles très lourdes, sans possibilité d'amélioration. Leur trajectoire est alors traînante. Il est admis qu'un patient qui n'est plus conscient, plongé dans un état pauci-relationnel, puisse justifier une limitation des traitements. Comme le précise l'un des médecins, il est plus facile de prendre la décision de ne pas intuber que de suspendre la ventilation d'une personne déjà intubée : « *Là, on a dans le service une dame qui va rester pauci-relationnelle avec une trachéo, sans contact... C'est compliqué, quoi. C'est plus compliqué d'enlever que de ne pas intuber. Ce n'est quand même pas pareil.* » Ces situations sont exceptionnelles, mais l'équipe médicale ressent l'obligation de suspendre des traitements qui ne sont pas acceptables vu qu'ils génèrent un état en quelque sorte pire que la mort. Quand les patients ne sont plus sous respirateur et que leur état est stable, elle n'a pas d'autres issues que de suspendre la nutrition artificielle. Ces prises de décisions peuvent générer de fortes tensions au sein du service, comme l'illustre l'exemple ci-dessous :

─────────── **Cas de Monsieur P.** ───────────

Ce patient de 76 ans a été admis en réanimation par le service des urgences suite à un AVC hémorragique. Au bout d'une semaine, il est extubé et transféré dans l'unité neurovasculaire. Le patient présente de lourdes séquelles : il est grabataire, tétraplégique et a perdu l'usage de la parole. Les neurologues sont face à une situation complexe : « *C'est très compliqué. Heureusement, on n'est pas souvent confrontés à ce genre de situation. Ce sont des patients qu'au départ on passe en réanimation, puis qui font complications sur complications, et au bout on ne sait plus très bien quoi faire, jusqu'où aller. Donc, on a décidé quand même pour ce patient de limiter les soins. Le personnel soigne les escarres, la souffrance et, quand on dit "on arrête tout", des fois c'est difficile à vivre.* »

Une décision d'arrêt de nutrition et de l'hydratation artificielles est prise par l'équipe médicale pour ce patient jugé dans un état pauci-relationnel. Cette décision est très mal acceptée par les infirmières, qui estiment que ce patient, même s'il est incapable de parler, est doté d'une certaine forme de conscience : « *Au niveau de sa conscience, il était toujours là, il changeait les chaînes de sa télé avec la télécommande. Je n'étais pas d'accord avec la décision et je n'étais pas la seule. Ça a beaucoup fait parler et on en a discuté avec les médecins et les infirmières* » (infirmière).

Les infirmières critiquent non seulement la décision prise, mais aussi les modalités de mise en œuvre : « *Pour moi, ce n'est pas cohérent du tout. L'arrêt de la sonde, de l'hydratation, OK, mais alors dans ce cas pourquoi faire faire des bilans sanguins tous les matins ? Des fois, je ne comprends pas bien.* » (infirmière).

Comme il n'existe pas d'équipe mobile de soins palliatifs dans l'hôpital, il est fait appel au comité éthique d'un autre hôpital pour tenter de dénouer les tensions. Les infirmières disent avoir ainsi pu poser toutes les questions souhaitées ; cependant, les neurologues regrettent que cette intervention n'ait pas totalement pu désamorcer le conflit. Pendant plusieurs semaines, jusqu'au décès du patient, la situation a été particulièrement lourde et difficile pour tous les membres du service.

Un arrêt de nutrition et d'hydratation artificielles est particulièrement délicat pour toute l'équipe de soignants du fait de sa forte dimension symbolique mais aussi parce que le contexte d'action de ce service rend difficile la mise en œuvre de ce type de décisions. En effet, l'arrêt nécessite la coopération ou tout du moins l'assentiment des infirmières. Pour ce faire, il faut savoir à quel point le patient souffre, justifier la décision prise et renseigner sur les conséquences qu'il encourt. Or, comme les deux groupes professionnels ont l'habitude de fonctionner en vase clos et communiquent peu entre eux, la discussion n'a pas lieu. Des tensions très fortes nées d'une incompréhension mutuelle peuvent éclater. Le service trouve ici les limites de son mode de fonctionnement cloisonné.

Dans ce service jusqu'au-boutiste, la limitation et l'arrêt des traitements sont envisagés en fin de trajectoire, lorsque l'état du patient est devenu manifestement trop grave. Dans ce cas seulement, il peut être décidé de ne pas entreprendre de réanimation. Ici, comme dans le service précédent, l'habitude de définir la situation du patient suivant une logique d'intervention thérapeutique empêche d'évoquer une limitation. Dans le service de neurologie générale, le caractère routinier expliquait cette absence d'interrogation sur une prise en charge perçue avant tout comme standard et non invasive. Ici aussi c'est l'aspect routinier des protocoles d'interventions et la volonté de n'examiner que les aspects médicaux « objectifs » qui exclut toute discussion à la phase aiguë. Il existe une volonté délibérée d'aller au bout des thérapeutiques et de tenter tout ce qui est possible afin de sauver la vie du malade.

Cette stratégie maximaliste risque de friser une forme « d'acharnement thérapeutique ». C'est seulement « au pied du mur » que les médecins changent de stratégie, stoppant subitement l'escalade thérapeutique et empêchant la réanimation cardio-respiratoire. Néanmoins, la logique interventionniste perdure puisque, après avoir tenté à tout prix d'écarter la mort, ils peuvent précipiter le décès par une forte augmentation des doses d'antalgiques accompagnant l'arrêt des traitements. Cependant, une telle attitude est proscrite une fois que le patient atteint d'un AVC grave a passé le cap et que son état de santé est devenu stable. Devant une situation pauci-relationnelle jugée insupportable pour le patient et ses proches, il ne reste pas d'autre option que la suspension de la nutrition artificielle. Dans ce cas, l'intentionnalité de l'acte est difficile à assumer, d'autant plus qu'aucune démarche éthique ne vient le justifier. Comme pour le service Dizy, l'absence de sensibilisation à de tels aspects entrave une réflexion sur les pratiques.

PRÉDIRE LA MORT AU RISQUE DE LA PROVOQUER POUR POUVOIR CESSER LE TRAITEMENT

Dans le troisième service, le service Balland, une décision de limitation ou d'arrêt des traitements peut être envisagée lorsque le responsable de l'unité neurovasculaire juge le risque de décès important. Ce médecin se présente lui-même comme étant « peu interventionniste » et capable de « lever le pied » assez rapidement. Quand la situation est jugée trop grave, il peut limiter certains gestes ou thérapeutiques (réanimation, anticoagulant, nutrition artificielle...). Pour autant il se défend de prendre des décisions pouvant délibérément provoquer la mort. Il dit ne « lever le pied » que lorsqu'il est vain de tenter de reculer l'échéance au prix de souffrances inutiles infligées au patient comme on le voit dans le cas suivant.

―――――――――――――― **Cas de Monsieur E.** ――――――――――――――

Ce patient de 85 ans a chuté dans son appartement, où il habite seul. Il est admis aux urgences. À l'arrivée, Monsieur E. est dans un état de somnolence, et le scanner cérébral montre un AVC hémorragique. Les neurochirurgiens confirment ce que le neurologue de garde supputait : une intervention neurochirurgicale pour réduire l'hématome n'est pas jugée opportune. Lors de la visite trois jours plus tard, au vu de l'imagerie cérébrale et de l'examen clinique, le responsable de l'unité se demande si « *le patient n'est pas en fin de vie* ». En sortant de la chambre, il commente : « *Bon, pas de réanimation bien sûr pour ce patient. On ne va faire que du symptomatique. Je pense vraiment que c'est une fin de vie.* »

L'après-midi même, il s'entretient avec le fils et le frère du patient dans son bureau. Il leur explique : « *Il a perdu beaucoup de sang dans sa tête. Actuellement sa vie est en danger. Il serait mort si on n'avait rien fait. Il n'aurait pas survécu à une attaque cérébrale aussi sévère. Donc l'objectif thérapeutique, c'est qu'il ne souffre pas. On fera tout pour son confort et on ne lui mettra pas de tuyau s'il ne respire pas. On ne fera pas de réanimation intensive pour maintenir une vie coûte que coûte. Bien sûr que s'il y a une amélioration, on accompagnera l'amélioration. Mais là on est plus dans une optique d'aggravation.* » Il est ensuite mentionné dans le dossier médical que la famille a été informée de la gravité de la situation et a donné son consentement pour qu'aucune manœuvre de réanimation ne soit entreprise en cas d'arrêt cardio-respiratoire.

Le jour suivant, le patient est toujours somnolent mais susceptible d'être réveillé, plus détendu et moins confus. Cependant, l'IRM cérébrale montre une augmentation de l'hématome sousdural. Lorsque le lendemain matin le responsable de l'unité passe dans le couloir pour regagner son activité de consultation, il demande les résultats des derniers examens. Après avoir pris connaissance des résultats de la nouvelle IRM, il conclut qu'il faut arrêter les traitements : « *On arrête tout, on laisse juste la perfusion de morphine. On descope.* » [on arrête la surveillance par les machines]. Dans un couloir, à part, il justifie ainsi sa décision auprès de l'enquêteur : « *J'ai tout vu depuis vingt ans que je fais ce métier. Des gens qu'on avait jugés, condamnés, et qui repartaient sur leurs deux pieds, et quand ils reviennent en consultation, j'ai les larmes aux yeux de les voir debout devant moi. On ne sait pas, peut-être qu'un miracle se produira aussi pour ce patient. Mais je pense que ce monsieur de 80 ans, compte tenu de son état général et des litres de sang qu'il a maintenant dans la tête, je pense que c'est une fin de vie.* »

À l'occasion du staff bihebdomadaire qui réunit le chef de clinique, l'orthophoniste, la psychomotricienne, la cadre et les infirmières, l'interne transmet la décision prise : « *Monsieur E. toujours subfébrile, 37,5 °C. Il est alité bien sûr, par la force des choses. Il s'aggrave. Avec l'hématome qui augmente toujours. Donc, c'est un arrêt de toute réanimation. C'est une fin de vie.* » S'ensuit alors une discussion sur cette phase palliative : Infirmière : « *La feuille rose* [qui permet d'inscrire la mention « ne pas réanimer » dans le dossier électronique du patient] *est remplie ?* » L'interne : « *En tout cas, c'est écrit dans le dossier.* » L'infirmière : « *La sonde naso-gastrique n'a pas été posée.* » La psychomotricienne : « *C'est toujours le même problème !* » L'interne : « *Oui, mais pourquoi on mettrait une sonde si c'est une fin de vie ?* » L'orthophoniste : « *En même temps, une fin de vie, ce n'est pas être dénutri.* » La cadre santé : « *Bientôt, il va plus pisser de toute façon. On lui apporte quoi à ce patient ? ça sert à quoi de laisser les gens comme ça ?* » L'interne : « *Bon, pour cette histoire de sonde je vais appeler l'équipe mobile.* » La cadre : « *Le laisser comme ça, ce n'est pas le confort. Là, il n'est même plus perfusé pour qu'on puisse lui apporter quoi que ce soit.* » L'interne : « *O.* [le responsable de l'unité] *a dit aucune perfusion, aucun traitement, plus de suivi.* » L'infirmière : « *Oui, mais on ne va pas le laisser comme ça.* » L'interne : « *D'accord, il va mourir, mais bien hydraté.* »

Six jours après son arrivée, le médecin des soins palliatifs rend visite au patient. Il lui fait passer différents tests et constate que malgré quelques incohérences Monsieur E. est capable de s'exprimer et d'exécuter quelques ordres simples. Le médecin des soins palliatifs propose, devant ce tableau clinique, de ne pas envisager d'arrêt de nutrition mais plutôt une gastrostomie à défaut d'une alimentation orale. D'une certaine façon, la conduite préconisée remet en cause la décision prise par le responsable de l'unité. Cependant, celui-ci accepte avec un certain stoïcisme la proposition de l'équipe mobile de soins palliatifs, estimant que chacun doit avoir la possibilité de s'exprimer et de se faire entendre.

Deux jours après la visite de l'équipe mobile de soins palliatifs, lors du staff bihebdomadaire, le plus grand désarroi règne sur la conduite à tenir :
L'interne : « *L'équipe mobile a suggéré la pose d'une GPE* [gastrostomie]. *On a essayé aussi de l'alimenter en mouliné et eau gélifiée.* »
Le chef de clinique : « *Il a ressuscité ! Il n'est plus en fin de vie !* »
L'externe : « *Il a une infection ?* »
L'infirmière : « *De toute façon, on ne traite plus l'infection, c'est ce qu'on a dit vendredi !* »
L'externe : « *Ah bon. Mais même en soins palliatifs, c'est quand même du confort de traiter une infection.* »

Dans l'après-midi, le médecin de l'équipe mobile de soins palliatifs se rend au chevet de Monsieur E. et paraît soulagé : « *Ah, il va mieux. Vendredi, il était confus, mais aujourd'hui, il va mieux ! Ça veut dire qu'on a eu raison, qu'on a fait le bon choix. C'est très bien.* » Le scanner cérébral confirme la résorption de l'hématome. Un passage en salle d'hospitalisation est envisagé.

Quinze jours après son arrivée, l'IRM réalisée montre une dilatation importante qui nécessiterait une intervention chirurgicale. Le neurochirurgien qui, lors de l'admission y était défavorable, estime désormais que l'intervention pourrait être bénéfique. Le responsable de l'unité se montre réticent, mais se range *in fine* à l'avis du neurochirurgien : « *Si tu penses que ça peut lui être utile, qu'il y aura un bénéfice, je te suis.* » Auprès de son équipe, il insiste sur le fait que le patient ne doit pas être retransféré dans cette UNV, mais doit aller « en salle ».

Monsieur E. revient finalement deux jours plus tard dans l'UNV, affaibli par son intervention, atteint d'une infection pulmonaire, d'une infection urinaire et d'une diarrhée, qui seront traitées. Lors de sa visite le chef d'unité se montre pessimiste et désabusé : « *Bien. S'il s'en tire après tout ça, c'est un miracle. S'il arrive à tenir six mois avec tout ça, ce sera déjà un miracle. Il a déjà des escarres partout.* » Trois jours plus tard Monsieur E. décède.

Comme l'ont montré Glaser et Strauss (1967), « la personne mourante doit être reconnue comme telle pour bénéficier de soins de fin de vie ». Dans ce service, c'est au moment de la visite que le responsable d'unité pose une étiquette « fin de vie » sur la situation. Il s'intéresse aux images radiologiques, mais c'est l'état du

patient qui le guide dans son travail pronostique. Ce travail paraît
très intuitif, lié au « flair » clinique. Il comporte donc une dimension
subjective se manifestant par une intime conviction. D'ailleurs, ce
n'est qu'après avoir rencontré Monsieur E. que le médecin pose
un jugement sur la conduite à tenir. Les différents signes cliniques
sont recueillis afin d'estimer la gravité du cas et d'évaluer si le
patient risque de décéder des suites de son AVC. Dans la justification des décisions, il est très rarement fait mention du risque
de séquelles. Il est intéressant de noter que cette définition du
contexte pour lequel une limitation des traitements est susceptible d'être envisagée ne fait pas référence à la « qualité de vie »
future (selon l'expression consacrée).

Comme dans les deux services précédents, le dilemme
éthique (quelle serait la moins mauvaise décision pour le patient ?)
est éludé par une approche strictement médicale de la situation
(ici un pronostic : « il va mourir »). C'est l'image d'une médecine acceptant de se retirer pour laisser place à la loi de la nature
qui est ici privilégiée. Si le médecin responsable ne tient pas de
réunion avec l'ensemble des protagonistes, c'est avant tout parce
que les acteurs ne définissent pas la situation comme nécessitant une prise de décision ou la résolution d'un problème éthique.
Ils acceptent le constat issu du jugement médical que c'est la
fin. L'absence de réunion n'est pas le résultat d'une stratégie de
la part du responsable pour maintenir son autorité ou garder la
maîtrise du processus décisionnel. Pour lui, c'est la fin et l'attitude
à adopter va de soi. Il n'y a pas de nécessité de débattre et d'exposer les arguments des uns et des autres.

Déclarer qu'un patient est en situation de « fin de vie » justifie
donc médicalement une éventuelle limitation ou arrêt des traitements. La décision de limiter est prise parce que la mort est
inéluctable et non parce que les traitements semblent disproportionnés par rapport aux chances de récupérer ou à la « qualité
de vie » future attendue. Néanmoins l'emploi ici du terme « fin
de vie » mérite quelques commentaires. À l'hôpital, la période
appelée habituellement « fin de vie » désigne les quelques heures
à quelques jours précédant le décès. Dans ce service, elle
semble étendue à une période beaucoup plus longue qui peut
durer quelques mois, le temps notamment pour le patient d'être
accueilli en service gériatrique. L'expression « survivre à un AVC
grave » ne précise pas pour quelle durée et il y a tout lieu de

penser que celle-ci peut varier selon les lieux. Pour le responsable de ce service, il serait absurde de tout mettre en œuvre pour sauver un malade et qu'il finisse par décéder quelques semaines ou mois plus tard.

L'étiquette « fin de vie » se construit non seulement dans la définition qui en est donnée, dans ce qu'elle recouvre implicitement, mais aussi dans la manière dont les comportements tendent à s'y conformer. Le responsable de l'unité procède constamment à des ajustements entre l'évaluation d'une situation pouvant être étiquetée comme une « fin de vie » et une limitation de certains traitements. Cet étiquetage pourrait donc parfois prendre des allures de « prophéties auto-réalisatrices » dans la mesure où les actions se conforment à des croyances (il ne va pas survivre à son AVC) de telle sorte qu'elles font advenir ce que la prophétie annonce. Autrement dit, l'étiquetage « fin de vie » est lié à des symptômes cliniques qui eux-mêmes sont en partie la résultante de décisions médicales prises en amont.

Le patient n'est pas alimenté, aucun geste chirurgical n'est entrepris, il s'affaiblit, il est difficile à réveiller, autant de signes qui peuvent être interprétés comme un acheminement inéluctable vers la mort. Il apparaît alors raisonnable de ne pas démarrer une nutrition artificielle ou une antibiothérapie. À partir du moment où un patient est étiqueté comme étant en fin de vie, notamment sur la base de critères cliniques ou des résultats d'IRM, il s'opère une limitation progressive des interventions (ressuscitation cardio-respiratoire, chirurgie) et des traitements (anticoagulant, antibiotiques…) jusqu'au décès. Slomka a décrit ce type de démarche sous le terme de « cascade thérapeutique » (opposée à l'idée d'escalade thérapeutique) : au fur et à mesure la limitation ou l'arrêt d'un traitement s'accompagne de l'aggravation de l'état du malade et justifie la décision suivante (Slomka, 1992).

Il arrive que la décision d'abstention de réanimation dénommée ici « DNR » (pour l'anglais *do not reanimate* : ne pas réanimer) soit formalisée et officialisée dans le dossier informatisé par le remplissage de ce que l'équipe appelle « la feuille rose ». Le responsable de l'unité la remplit, le plus souvent après que la cadre de santé lui a rappelé de le faire. La « feuille rose » sert alors d'outil de transmission entre les groupes professionnels et aussi de protection légale. Il existe également une autre feuille permettant de renseigner des limitations autres que le « DNR » telles que la suspension des traitements ou la suspension de la nutrition artificielle. Cependant, cette feuille n'est jamais remplie. Dans ce service règne une certaine confusion entre « DNR », « limitation des traitements actifs », situation de « soins palliatifs » ou situation de « fin de vie ». Ces termes sont indifféremment utilisés pour désigner le fait qu'il n'y aura pas de réanimation cardio-respiratoire en cas de complication, que les traitements sont suspendus, que l'alimentation n'est pas démarrée et que le décès du patient est proche. En fait, il est difficile pour le responsable d'unité de remplir la feuille détaillant les différents types de limitations. Il a besoin d'une marge de manœuvre qui rend possible des ajustements constants entre les résultats des examens, l'état clinique du patient et les décisions médicales prises. Ce qui apparaît indispensable pour la faisabilité du processus en l'absence de négociation entre les acteurs.

Par ailleurs, l'absence de mise par écrit des décisions évite de les rendre publiques auprès de l'équipe et donc pour le responsable de l'unité d'en endosser la responsabilité personnelle. En fait, celui-ci a intérêt à entretenir le flou et à ne pas entrer dans l'explication et les détails de la mise en œuvre. Cela lui permet de ne pas avoir à justifier les décisions d'un point de vue éthique, de pouvoir modifier certains paramètres, et d'écouter de nouveaux points de vue, sans revenir publiquement sur les directives initialement données. Une fois l'étiquette « fin de vie » posée, celle-ci peut encore être discutée. Le responsable de l'unité procède à cet étiquetage de la situation du malade sans en détailler les conséquences concrètes pour les traitements et autres gestes. Il pourra en préciser les contours au fil de l'aggravation de l'état du patient. Mais les décisions peuvent également faire l'objet de négociations ultérieures avec d'autres protagonistes, d'une part avec les autres membres de l'équipe, notamment le personnel paramédical, et d'autre part avec des médecins extérieurs au service (en revanche, elles ne font l'objet d'aucune négociation avec les familles).

D'une manière générale, dans ce service, les contacts entre le responsable de l'unité et l'équipe infirmière sont rares et limités. Ce sont essentiellement le chef de clinique et plus souvent l'interne qui se chargent, notamment à l'occasion du staff bihebdomadaire, de transmettre les décisions prises aux infirmières, qui sont rarement consultées et se contentent le plus souvent d'appliquer les prescriptions. En revanche, elles semblent avoir une responsabilité particulière s'agissant du confort du malade. Cet aspect de la prise en charge du patient est surtout discuté entre elles et la psychomotricienne, voire encore avec l'orthophoniste ou la kinésithérapeute. La psychomotricienne semble jouer un rôle important dans l'attention que l'équipe peut porter au malade, qui dépasse la bonne installation et la prévention des escarres.

Alors que le chef d'unité est vigilant aux prescriptions médicamenteuses antalgiques, la philosophie des soins concernant le confort du malade semble avant tout portée par les paramédicaux. Tout comme au quotidien, les échanges entre les infirmières et le responsable d'unité sont restreints lorsqu'il est décidé de limiter les traitements. Une fois la situation étiquetée comme « fin de vie », les infirmières sont seulement informées de la décision prise à l'occasion du staff bihebdomadaire par l'intermédiaire de l'interne. L'étiquetage fonctionne comme une sorte de boîte noire. Il n'y a pas de discussions directes avec le responsable d'unité qui permettraient de poser des questions ciblées, de connaître tout à fait la justification de la décision et de la mettre en œuvre de façon précise. Il se crée donc une marge d'incertitude autour de la mise en acte de la décision. Les infirmières jusqu'ici vigilantes au confort du malade semblent à ce stade de la trajectoire relativement démunies. D'autant qu'elles ne peuvent plus trouver l'appui de la psychomotricienne ou de l'orthophoniste qui suspendent leur intervention. Elles doivent le plus souvent se contenter d'appliquer les prescriptions et peuvent en certaines occasions les questionner mais essentiellement auprès de la cadre et de l'interne, avec qui elles sont en contact direct.

Si les infirmières vont rarement à l'encontre de la décision prise, elles interviennent de manière à ce que leur définition du « bon accompagnement », de la « bonne mort » puisse s'imposer. Pour elles, il est important de favoriser le confort du malade au quotidien. Que signifie privilégier les soins de confort ? Ne faut-il pas mettre en place des traitements pour soulager certains symptômes ? À ces questions qui nécessiteraient un positionnement clair de l'ensemble de l'équipe validé par le responsable, les infirmières ne trouvent pas de réponses. Aussi, elles insistent pour que l'étiquetage « fin de vie » s'accompagne de la suspension de tout traitement thérapeutique et de tout examen (prise de sang...).

Par contre, elles estiment que certains gestes doivent être réalisés pour privilégier le confort, notamment la nutrition et l'hydratation, ainsi que les traitements antibiotiques en cas d'infection. Elles s'indignent notamment de la suspension de l'alimentation sans que cela ait été discuté ou justifié. Certaines dénoncent à voix basse des pratiques « d'euthanasie passive ».

L'autre élément moins altruiste mais tout aussi fondamental aux yeux des infirmières est qu'elles souhaitent être légalement « couvertes » et veulent à ce titre que la décision soit inscrite dans le dossier du patient. Les infirmières ne font pas explicitement référence à la loi Leonetti, mais elles sont attentives à la traçabilité et au fait de n'apparaître que comme exécutantes parce qu'elles estiment qu'il s'agit de situations délicates pouvant faire l'objet de contestations, notamment de la part des familles. Pour autant, il est très peu fait mention des familles au cours des échanges entre médecins et soignants. Celles-ci ne font pas l'objet d'une attention particulière. Dans ce service, elles sont vues de façon informelle par les médecins lorsqu'elles se trouvent au chevet de leur proche. Si la trajectoire de maladie se complique, les familles sont reçues en entretien par le responsable de l'unité, dans son bureau. Mais l'entourage ne participe pas à la décision. Il s'agit essentiellement de l'informer de la gravité de la situation et d'obtenir un assentiment souvent tacite au sujet de la limitation pour s'assurer que la famille n'aille pas à son encontre. Les médecins mettent en avant l'argument de l'acharnement thérapeutique (« *on ne fera pas de réa intensive pour maintenir une vie coûte que coûte* »).

Un tel processus décisionnel descendant pourrait laisser à penser qu'il est fermement verrouillé par le responsable de l'unité et qu'aucune opinion divergente n'est susceptible d'être entendue. En fait, il n'en est rien. Si le responsable assume seul la décision à prendre, il est prêt à entendre le point de vue d'autres acteurs, quitte à revenir sur son avis. Le cas de Monsieur E. montre que l'équipe mobile des soins palliatifs n'est pas sollicitée pour se prononcer au sujet d'une décision de limitation ou arrêt des traitements, mais uniquement par rapport à la mise en acte de cette décision. Elle doit répondre à des questions comme : « *Faut-il donner un apport nutritionnel au patient ?* » Le fait que les recommandations émises par le médecin de l'équipe mobile mettent en cause la décision initialement prise n'affecte pas outre mesure le responsable de l'unité. Celui-ci est persuadé que

Monsieur E. ne pourra pas se remettre de son AVC et qu'il ne sert à rien de tout mettre en œuvre pour le sauver. Là encore, il ne discute pas le pronostic fonctionnel ou la qualité de vie future du patient, mais affirme sa définition de la situation médicale, à savoir que le patient est en fin de vie. Cependant, il est disposé à suivre, et cela sans animosité, d'autres attitudes préconisées par ses collègues, celle du médecin de soins palliatifs d'abord, celle du neurochirurgien ensuite.

Autrement dit, le responsable de l'unité ne cherche pas à avoir l'unique maîtrise de ce processus décisionnel. Il accepte que d'autres puissent remettre en cause l'attribution d'une étiquette « fin de vie » à certaines situations, à condition que cette remise en question se fasse par ses pairs. Parce que s'opposer voudrait dire prendre ses responsabilités et justifier sa définition de la situation auprès des autres protagonistes. Or, le chef d'unité n'a pas envie d'affirmer son rôle ici. Pour lui, c'est la nature qui doit reprendre ses droits. Il ne souhaite aucunement laisser penser que sa décision pourrait avoir un lien avec le décès du patient ou qu'il le juge souhaitable.

On le voit, dans ce service, les limitations ne sont jamais formulées comme telles. L'expression « en fin de vie » est généralement utilisée pour désigner la suspension ou l'abstention de certains traitements nécessaires à la survie du patient. Pourtant, le patient n'est pas forcément proche de la mort, au sens où il pourrait survivre à son attaque cérébrale avec de graves séquelles. Cette expression permet de fait d'éluder le processus décisionnel, de le transformer en une non-décision : le patient va mourir fatalement et naturellement. Rendre à la mort son caractère naturel a l'avantage de soulager le médecin de sa responsabilité dans la décision à prendre (il n'a pas besoin de (se) justifier et de formaliser le processus) et a une autre conséquence qui découle directement de la première : elle ne permet aucunement, de fait, d'associer l'équipe paramédicale ou la famille.

C'est également une stratégie minimaliste de prise en charge qui est privilégiée ici. À partir du moment où le tableau clinique est inquiétant et s'aggrave, le chef de service préfère « lever le pied ». Le risque le plus grave selon lui étant que le patient finisse par décéder après des semaines de soins intensifs. Si de manière générale un processus décisionnel de limitation ou arrêt des traitements n'est jamais linéaire, ici, moins encore que dans les autres services étudiés, ne sont discutées les différentes options thérapeutiques envisageables au regard des séquelles possibles. Cependant, cette étiquette « *fin de vie* » est implicitement soustendue par l'idée que la vie ne mérite pas d'être vécue à n'importe quelle condition. Elle est rapidement posée quand le patient est très âgé, qu'il souffre, et que les chances de récupération sont faibles.

Pour conclure, il apparait que la logique d'intervention thérapeutique domine les actes de ces trois services, et qu'il n'existe pas de formulation d'un autre ordre. Ou bien les limitations n'apparaissent pas comme des catégories dans la pensée médicale, car le traitement est systématique, qu'il soit « standard » ou très technique. Ou bien ces limitations apparaissent comme des décisions prises face à une mort perçue comme inéluctable. Lorsqu'elles existent, les décisions ne sont pas discutées et argumentées en équipe. Leur mise en œuvre n'est pas explicitée et peut aller contre la culture infirmière promouvant le confort en fin de vie.

En conséquence, les situations graves et de fin de vie ne sont pas à l'origine d'un questionnement (que faut-il faire ? continuer ou limiter ?). Elles relèvent d'une conduite soit standardisée soit découlant d'un constat d'aggravation fatale. Les médecins n'évoquent pas explicitement la vie future du malade, ils ne s'interrogent pas sur son avis personnel ou sur celui de ses proches. La situation est définie d'un point de vue médical et il n'y a pas de dilemme à résoudre, de poids moral à supporter. En raisonnant en termes uniquement médicaux, la question éthique est escamotée.

CHAPITRE V

INSTITUER UNE LOGIQUE
D'INTERROGATION THÉRAPEUTIQUE

À la différence des autres services, le service Argenson est doté d'une unité de soins intensifs où les médecins ont la possibilité de placer les malades sous respirateur artificiel. L'USINV collabore aussi avec deux services de réanimation de l'hôpital : une réanimation médicale, notamment en cas de complications infectieuses graves ou de troubles pulmonaires complexes, et une réanimation neurochirurgicale pour les patients susceptibles de relever de la chirurgie. L'existence de tels moyens de réanimation est associée dans ce service à un processus décisionnel explicite, à une réflexion institutionnalisée sur la gravité et le pronostic de l'AVC, sur la conduite à tenir et sur les raisons légitimes de ne pas intervenir. C'est pour tous les membres de cette équipe une occasion d'interrogation thérapeutique, comme nous allons le voir maintenant.

UN PROCESSUS DÉCISIONNEL EXPLICITE
LORS DES TRAJECTOIRES VACILLANTES

Les patients relevant d'une ventilation artificielle sont de deux types : ceux pour lesquels l'intubation a eu lieu avant leur arrivée, effectuée d'emblée par le SAMU, les pompiers, ou dans le service des urgences, et ceux présents dans le service dont la situation neurologique ou respiratoire s'aggrave. Les multiples possibilités dont dispose le service (mettre en œuvre des soins intensifs, réanimer les malades, les garder dans le service avec un ventilateur artificiel, pouvoir les adresser à des spécialistes des problèmes pulmonaires, discuter avec des réanimateurs et des neurochirurgiens, leur soumettre des questions et leur adresser des patients), tous ces dispositifs techniques ouvrent pour les trajectoires une palette *d'options* avec de multiples *points de séquence.* De ce fait, ce service a en quelque sorte « internalisé » les discussions habituelles entre neurologues et réanimateurs quand il s'agit de transférer en réanimation un malade dont l'état s'aggrave, discussions qui peuvent confiner à une forme de marchandage, en particulier lorsque le patient est âgé. Comme le dit le chef de service de l'UNV lors d'une réunion institutionnelle : « *En réa, on n'a pas de lit pour un vieil AVC.* »

Ici les neurologues ont gagné en autonomie vis-à-vis des réanimateurs, car ils peuvent « ventiler » eux-mêmes les malades. Néanmoins, la technique apporte son lot de questions sur son usage et le service s'est organisé afin de formuler tout haut ces interrogations et d'y répondre. C'est l'occasion de *débats de trajectoire* et de discussions sur ce qu'il serait préférable de faire (ou de ne pas faire). Dans un contexte où l'on peut traiter très activement des malades graves (condition technique), les médecins conçoivent de devoir assumer la responsabilité d'éventuelles limitations ou arrêts de traitement (condition morale). Dans cette optique, le médecin responsable de l'unité de soins intensifs a mis en place une procédure spécifique. Ce praticien connaît les préconisations de la loi du 22 avril 2005 dite Leonetti : collégialité des décisions, recueil d'un éventuel avis du patient, information des proches. Mais il n'a pas voulu d'une approche médico-légale, d'une simple application de la loi (personne de confiance, directives anticipées…).

La différence ici tient plutôt au type de réflexion menée. Ce médecin s'est formé à l'éthique médicale et considère nécessaire une interrogation sur ses pratiques. Il met en avant l'importance de s'entendre sur le sens des soins, sur le « projet de vie » du patient et sur le vécu des protagonistes. D'autre part, il est sensibilisé à l'intérêt des soins palliatifs à l'hôpital et partage les valeurs constitutives de ce modèle de soins à propos de la fin de vie. Comme le montre le cas suivant, la fin de la trajectoire proprement dite est gérée selon des principes de collaboration interprofessionnelle, de lutte contre l'inconfort et d'accueil des proches. Ce travail se fait, si nécessaire, en lien avec l'équipe mobile de soins palliatifs que le service n'hésite pas à associer à la prise en charge des AVC les plus graves.

──────────── Cas de Monsieur C. ────────────

Monsieur C. a 76 ans. Il est atteint d'un accident vasculaire ischémique sylvien superficiel étendu. Malgré le traitement initial par thrombolyse destiné à déboucher l'artère obstruée, il n'a pas vraiment repris connaissance depuis son arrivée. Cinq jours après le début de son AVC, il présente une infection pulmonaire traitée par antibiotiques, fréquente en unité de soins intensifs. Lors des transmissions, le médecin senior pose ouvertement la question d'engager une ventilation artificielle en cas d'aggravation. Les médecins ont informé la famille de la gravité de l'AVC et dit que « *pour l'instant on ne fait pas de choses invasives* ». Néanmoins, devant les réticences d'un des enfants, ils envisagent d'aller jusqu'à l'intubation (mise sous respirateur) si « *le fils n'est pas prêt* [...]. *Il faut donner du temps et respecter la temporalité de la famille* ».

Une abstention de réanimation respiratoire est formellement actée lors d'une longue réunion deux jours plus tard, soit une semaine après le début de l'AVC. Après discussion, la décision se prend, à partir de l'avis des médecins seniors et en l'absence d'opposition des autres membres de l'équipe, sur l'argument principal de la gravité du « pronostic fonctionnel ». L'avis de la famille est évoqué dans les échanges, celle-ci ne semble pas opposée à la limitation.

Le médecin senior parle de « *proportionnalité des soins* ». L'idée de « proportionnalité » est l'expression d'une modulation contextuelle de la conduite thérapeutique. Les médecins envisagent une abstention de ventilation si l'état du patient s'aggrave alors que les autres traitements sont maintenus. Si la situation s'améliore, on peut revoir la décision. Ainsi, les médecins se placent dans la perspective d'une éventuelle aggravation et envisagent de réviser la limitation « *s'il reste comme ça* » (c'est-à-dire stable ou s'améliorant légèrement). La décision doit être « *réévaluée* » quelques jours plus tard ou « *sinon plus tôt* » (médecin senior).

Le lendemain, le médecin senior déclare lors des transmissions qu'après cette réunion, il « *a mis un mot dans le dossier* » et qu'il a été question de « *soins de confort* ». Le jour suivant, soit neuf jours après son entrée, les problèmes de Monsieur C. culminent en une détresse respiratoire. Les médecins ne tentent pas de le réanimer. Pendant ses dernières heures, il est transféré en salle d'hospitalisation « *pour fin de vie en chambre seule* ». Il y reçoit des soins de confort prescrits avec l'aide d'une équipe spécialisée en soins palliatifs afin d'apaiser les difficultés respiratoires et une éventuelle anxiété. Sa famille, prévenue immédiatement de l'aggravation, l'entoure jusqu'au moment du décès.

Devant la situation d'un tel patient gravement atteint, l'équipe de ce service se pose rapidement la question de savoir s'il faut en cas d'aggravation du trouble pulmonaire « *ventiler pour passer un cap* » (médecin senior). L'expression utilisée habituellement (« *jusqu'où aller ?* ») met en exergue le rôle de la technique (ici réanimer) dans le fait même de pouvoir s'interroger. Néanmoins, toutes les personnes admises dans le service ne sont pas concernées. Pour les médecins, certains patients sont de « *bons candidats à la discussion* », comme l'exprime un médecin senior un matin au début des transmissions à propos du cas de Madame L.

Discussion autour du cas de Madame L.

Les infirmières arrivent petit à petit dans la salle des transmissions et spontanément les médecins se mettent à parler de Madame L. :
Le médecin senior 1 : « *Il va peut-être falloir en discuter, je n'ai pas vu la famille encore mais ce ne serait pas mal qu'on se mette au point avant.* »
Le médecin senior 2 : « *C'est vrai que son état n'est pas très rassurant. Elle est assez encombrée en plus, elle pourrait faire la pneumopathie.* »
L'interne : « *Elle l'a déjà...* »
Le médecin senior 1 : « *C'est bien si on en discute, hein ? Il me semble que c'est une bonne candidate à la discussion.* »

Qui sont ces « *bons candidats* » ? Le plus souvent il s'agit de patients âgés (de plus de 75 ans) présents depuis peu de jours dans le service (entre un et sept jours), c'est-à-dire au moment le plus critique. Une discussion s'engage seulement lorsque deux types de critères sont remplis simultanément.

Tout d'abord, et ce premier point est indispensable pour la suite, l'AVC doit être considéré comme étant « grave », on y reviendra. Mais surtout, et c'est une condition de l'ouverture de la discussion, les fonctions vitales cardio-respiratoires doivent être fragilisées. Autrement dit, le patient est engagé dans une trajectoire vacillante d'AVC graves. Dans le cas de Madame L., la situation pouvant empirer du fait de l'infection pulmonaire, une réanimation s'avérerait nécessaire. Discuter d'une abstention thérapeutique n'a pas lieu d'être lorsque l'état clinique n'est pas ou plus précaire.

À côté de la gravité de l'AVC et d'une possible aggravation cardiorespiratoire, d'autres critères apparaissent. Ils sont secondaires et non nécessaires. La non-amélioration (ou, pire, l'aggravation) neurologique, notamment la persistance d'un coma, est un facteur de gravité mais il ne joue pas de manière autonome. Autre critère : l'évocation par le patient ou la famille d'une aversion pour le handicap est un argument de plus pour décider de débattre. Mais à nouveau sa présence ne suffit pas, même si l'AVC est grave. La présence de ces deux éléments ne fait que renforcer l'interrogation mais ne suffit pas à l'enclencher. Ils peuvent, dans certains cas limites, faire pencher la balance en faveur de l'organisation d'une réunion.

Un cas de « *bonne candidate à la discussion* » comme celui de Madame L. permet d'illustrer ces critères, leur activation et leur obsolescence parfois rapide.

━━━━━━━━━━━━━ **Cas de Madame L.** ━━━━━━━━━━━━━

Madame L. est une femme de 79 ans avec un « *gros accident cérébral postérieur droit et cérébral moyen gauche* ». À l'entrée dans le service, les médecins récusent une thrombolyse, car « *il y avait plein de choses "limites"* » (médecin senior), en particulier son âge élevé et un risque de saignement après le

geste. Dès le troisième jour, il est question de discuter de cette patiente encombrée et dont la vigilance s'aggrave. Le scanner montre « *une grosse transformation* » hémorragique. Néanmoins la réunion n'aura pas lieu, car très rapidement l'état respiratoire s'améliore comme le montre cet échange entre médecins quatre jours plus tard :
Le médecin senior : « *Et pour elle le point d'appel infectieux c'est... ?* »
L'interne : « *Une pneumopathie, pour laquelle elle reçoit de l'AB* [antibiotique]» [...]
Le médecin senior : « *C'est vrai que pour elle, on ne s'est pas réuni finalement, hein ? Ç'avait été évoqué et puis on ne l'a pas fait, car elle s'est stabilisée.* »

In fine, une réunion sera tout de même organisée pour évoquer les options thérapeutiques, car la situation reste fragile et aussi parce que « *pour elle c'était la pire des choses d'être aphasique* » (médecin senior). Le cas est donc limite comme l'évoque ce médecin senior :
« *On s'est réuni je crois lundi après-midi* [J7], *parce qu'effectivement on disait que si elle s'aggravait... mais elle ne devrait pas s'aggraver, elle est sur une pente* [faisant un geste qui monte de la main]. *Je trouve toujours difficile de dire, quand une personne va mieux, que si elle s'aggrave...* [on ne réanimera pas]. [...] *C'est vrai qu'elle est aphasique alors qu'elle disait que c'était sa hantise* » (médecin senior, J10).

Habituellement, c'est devant le risque d'une aggravation au cours d'une trajectoire vacillante qu'est soulevée l'anticipation de la conduite à tenir. Comme le dit un médecin senior à propos d'une patiente : « *Il va falloir sans doute qu'on se voie un peu entre nous pour voir jusqu'où on va, sachant qu'avec son accident* [vasculaire] *elle est fragile.* » Une telle interrogation surgit seulement dans les situations neurologiques considérées par les médecins comme les plus graves. Dans les autres cas, à aucun moment ceux-ci n'évoquent ouvertement la possibilité de ne pas traiter une détresse respiratoire si le patient présente par exemple une infection pulmonaire grave isolée.

OUVRIR LA QUESTION PRONOSTIQUE EN ÉVALUANT LA GRAVITÉ NEUROLOGIQUE

L'équipe médicale envisage donc de discuter lorsqu'un accident vasculaire grave est associé à une situation vitale précaire. Faut-il en cas d'aggravation ne pas engager la réanimation cardiorespiratoire et laisser le patient mourir ? Les efforts pour le maintenir en vie sont-ils disproportionnés avec ses chances de survie ? Les conditions de cette survie seraient-elles trop douloureuses ? Pour le savoir, il est nécessaire d'engager une discussion pronostique autour de la gravité. Que faut-il entendre par « gravité neurologique » ? Si certains AVC présentent un risque de mort rapide lié à la destruction majeure du cerveau ou à un œdème cérébral massif (œdème dit malin), les situations graves les plus fréquentes ne sont pas les plus foudroyantes. Les situations délicates pour l'équipe concernent avant tout les cas pour lesquels on pourrait sauver la vie du malade mais au risque de séquelles importantes. Ce que l'on nomme « gravité neurologique » ne fait donc pas seulement référence au « *pronostic vital* » mais surtout à la question du « *pronostic fonctionnel* ».

Dans ces cas-là, les chances de récupération des fonctions cérébrales commandant la motricité ou les capacités intellectuelles (comme le langage ou la mémoire) sont faibles. Ces fonctions sont en effet garantes d'une « autonomie » du patient dans la vie courante, *id est* de la possibilité de vivre sans l'aide d'un tiers. Que la personne soit paralysée, qu'elle ne puisse pas marcher ou bien qu'elle soit incapable de se débrouiller seule du fait d'une détérioration de ses facultés intellectuelles, là est la « gravité neurologique » discutée par les médecins de l'équipe. Selon les propres mots des médecins, la gravité en médecine neurovasculaire, c'est un « *risque de handicap important* » (médecin senior), un mauvais « *pronostic fonctionnel* », l'impossibilité de récupérer sa motricité (le fait de rester immobilisé au lit représente ici un seuil) et/ou ses facultés intellectuelles. Si le pronostic est mauvais, faut-il tenter une réanimation en cas d'aggravation cardiorespiratoire ?

Avant d'examiner la prise de décision, voyons comment s'évalue cette gravité neurologique. Comment les médecins font-ils pour énoncer à partir de la situation actuelle un jugement sur l'état de santé futur alors même que le malade n'est dans le service que depuis très peu de jours ? Sur quels éléments se fondent-ils ? Comment savoir quels malades garderont des séquelles lourdes alors qu'il est difficile de préjuger de la récupération cérébrale ? En l'état actuel des connaissances et des pratiques, les médecins ne s'appuient pas sur des échelles ou des scores de gravité qui seraient à eux seuls des critères décisifs et suffisants. Ils élaborent plutôt une évaluation globale de la situation (examen physique, résultats radiologiques et scores cliniques neurologiques).

Les études épidémiologiques menées sur des groupes de malades ont permis de lier statistiquement certains éléments descriptifs des cas au handicap et/ou à la mortalité. Les médecins vont chercher à établir une correspondance entre la situation actuelle d'un patient et ces différents facteurs décrits comme étant de mauvais pronostics par la littérature médicale. Ils comparent certains éléments cliniques à un ensemble de repères issus d'études menées sur des groupes. Les données statistiques (facteurs pronostiques) permettent ainsi d'avancer ces éléments cliniques comme des arguments en faveur d'un mauvais pronostic. L'affirmation de la « gravité » de l'AVC repose donc sur des arguments diversifiés qui, outre le risque vital déjà évoqué, sont surtout corrélés au pronostic fonctionnel.

Dans les discussions, les médecins ont donc recours à l'ensemble des critères de gravité issus de la littérature. On peut citer la taille et la localisation de l'AVC, l'inconscience (coma initial), le seuil des scores de gravité (score de Glasgow), l'état de santé général (permettant ou non la rééducation fonctionnelle) et les co-morbidités (présence de maladies graves, état de dépendance antérieur). Outre les éléments radiologiques, le possible handicap résiduel est évalué plus spécifiquement par le score NIHSS, qui représente un facteur pronostique majeur du handicap moteur à trois mois. L'âge diminuerait la plasticité cérébrale, donc les capacités de récupération, comme le dit ce médecin senior à propos d'un patient de presque 90 ans : « *À 30 ans presque tout le monde remarche, à son âge la plasticité n'est pas du tout la même.* » L'âge apparaît certes comme un élément médical de gravité mais aussi comme un argument social.

Dans les discussions du service, ces éléments sont rassemblés en ce que l'on pourrait appeler un « tableau clinique de gravité ». La situation idéal-typique d'un malade à risque de handicap lourd est celle d'un patient âgé, souvent atteint de maladies chroniques, avec un AVC volumineux et un score NIHSS élevé (sans que le seuil de chacun de ces critères, âge, état de santé, taille de la lésion et niveau du score soient définis précisément, d'où la possibilité d'interprétation et de discussion). L'affirmation de la « gravité » de l'AVC repose donc sur un *faisceau* d'arguments qui doivent être mis en exergue au cas par cas. On le voit dans cette discussion entre deux médecins et les externes un matin pendant la visite :

──────── **Discussion autour du cas de Monsieur P.** ────────

Le médecin 1 (s'adressant aux étudiants) : « *C'est un accident grave ou pas grave ?* »
Il se lève et cherche l'observation. Le médecin 2 affiche les images sur le négatoscope. Un externe dit « *wouaou !* » en les voyant.
Le médecin 2 : « *Tu penses quoi du pronostic de Monsieur P. ?* »
L'externe dit que ce qui est mauvais, c'est qu'il ne se réveille pas. Le médecin 1 prend une chaise, car il veut pouvoir écrire un mot dans le dossier d'observation en même temps.
Le médecin 1 : « *Tu as quels arguments pronostiques, bons ou mauvais ?* »
L'externe : « *AVC étendu, gravité clinique.* »
Le médecin 1 réagit dès que la gravité clinique est évoquée, voulant insister sur ce point (il a un ton très affirmatif) : « *Franchement, le facteur majeur pronostique à trois mois, c'est le NIHSS. On a beau avoir des moyens très sophistiqués,* [la clinique] *c'est un très bon facteur, enfin, par rapport aux autres.* »
Il explique qu'il fait partie du score pronostique de Rankin.
Le médecin 1 demande ce qu'il y a comme autre facteur.
L'externe parle de la localisation. Le médecin 1 approuve mais il attend une autre réponse. « *Dites tout ce qui vous passe par la tête !* »
Le coma initial ? Le médecin 1 : « *Oui, c'est ce qui sort* [des études publiées dans la littérature], *le Glasgow initial.* »
L'encombrement respiratoire ? Le médecin 1 est d'accord, car il survient sur des patients dans des états assez graves. Mais il attend toujours autre chose et dit en riant : « *Il y a un autre facteur, qui est plus évident !* »
Le mode de vie ? Le médecin 1 : « *Oui, et... ?* » (Rires.)

Le médecin 1 finit par dire que c'est l'âge, ce facteur. Et il explique : « *C'est très hypothétique mais on pense que c'est une diminution de la plasticité cérébrale.* » [...]
Le médecin 1 : « *Bref, ce monsieur, il a un AVC massif, quasi total. Il reste un peu de sylvien. C'est un "accident sylvien superficiel très étendu".* »
Moment de silence. Le médecin 1 écrit dans le dossier.
Le médecin 1 : « *Et l'IRM ?* »
Le médecin 2 : « *Ininterprétable.* »
Le médecin 1 : « *Le NIHSS initial était à 28.* » Il tient à établir l'évolution précise des premiers scores NIHSS. [...]
Le médecin 1 redemande aux étudiants ce qu'il y a d'inquiétant au scanner. Il y a un « *accident controlatéral* ». Il se demande s'il est « *asymptomatique.* [...] *Là, en effet, c'est très étonnant et c'est un argument de mauvais pronostic.* » [...]
Il s'arrête de parler pour écrire dans le dossier.
Le médecin 1 : « *Et la comorbidité ? Il n'y a pas grand-chose à signaler en fait. Il n'est pas dément, il n'a pas de cancer... Il a une ACFA* [trouble du rythme cardiaque] *?* »

Néanmoins, au-delà des repères statistiques généraux, personne ne sait comment un tel patient va pouvoir récupérer. Il existe une variabilité individuelle qui empêche toute certitude et laisse une part à l'opinion et au « sens clinique », c'est-à-dire à l'intuition personnelle du praticien. Ainsi le médecin senior 1 peut-il conclure toute l'énumération de facteurs par ces mots : « *Tout est discutable, c'est du cas par cas* » et renvoyer à la discussion d'équipe. A partir de l'exemple de ce service, on peut poser l'hypothèse d'un lien entre le développement d'un travail clinique de pronostication et le développement des pratiques de LAT. Et, réciproquement, l'absence de travail pronostique n'encourage pas la réflexion des médecins sur ces questions.

COMMENT ET SUR QUELS ARGUMENTS LA DÉCISION DE LIMITATION SE PREND-ELLE ?

Faut-il tenter une réanimation devant une aggravation de l'état de santé du patient ? Les situations en question sont celles où l'on pourrait sauver la vie du malade au risque de séquelles importantes liées à la gravité de l'AVC (que la personne soit *in fine* paralysée, qu'elle soit confinée au lit ou bien incapable de se débrouiller seule du fait d'une détérioration de ses capacités cognitives). Devant des cas de gravité neurologique associés à un état cardio-respiratoire précaire, la politique de ce service consiste donc à interroger relativement précocement l'attitude thérapeutique ou, selon le terme consacré, « *l'engagement thérapeutique* », pour pouvoir « *prendre une décision* », savoir « *jusqu'où on va aller* ». En cas d'aggravation, faut-il intervenir et « *ventiler pour passer un cap* » (médecin senior) ? En effet, les limitations et arrêts de traitement (LAT) observés concernent quasi exclusivement la respiration artificielle[1]. Les médecins seniors, parce qu'ils sont sensibilisés à la réflexion éthique, à la loi et aux prises de décisions, considèrent qu'une abstention d'intubation/ventilation est une décision grave dans ses conséquences qui ne peut être prise par eux seuls.

Un exemple de situation typique pour laquelle le service va envisager de ne pas réanimer, « *c'est un AVC grave, chez une dame âgée avec une pneumopathie sévère, le motif c'est pour voir jusqu'où on va* » (médecin de soins palliatifs). L'observation des débats cliniques permet une revue des raisons pour lesquelles on n'engagerait pas de réanimation respiratoire. Quels sont les principes qui président en théorie à un tel processus et comment celui-ci se déroule-t-il ? La discussion réunit les principaux intervenants de la prise en charge : le ou les seniors, le ou les internes et l'infirmière en charge du malade, la surveillante et parfois, en fonction de leur disponibilité, des membres de l'équipe mobile de soins palliatifs. Celle-ci est appelée à rencontrer les membres du service régulièrement depuis que le médecin responsable de l'USI a décidé de mieux organiser les prises de décisions. Il l'a fait selon les préconisations de la loi du 22 avril 2005 dite « Leonetti », en s'appuyant notamment sur l'équipe de soins palliatifs pour disposer de l'avis d'un médecin consultant (principe dit de « collégialité » médicale). Les externes lorsqu'ils sont présents dans le service peuvent assister aux discussions.

---

1. Cette observation est corroborée par le travail de dépouillement rétrospectif des dossiers du service sur une période de 26 mois. Il montre que, pour les 39 patients atteints d'AVC graves concernés par une LAT, 84 % des décisions concernaient une abstention ou limitation de ventilation et 10 % une non-réanimation cardio-respiratoire. Les arrêts de traitement à proprement parler étaient exceptionnels (pas plus de 10 %). En particulier, aucun arrêt ou abstention d'antibiothérapie n'a été décidé(e) pour les patients concernés par une abstention ventilatoire alors qu'ils étaient quasiment tous atteints par une infection pulmonaire.

Quels sont les points importants de telles réunions ? Le premier point concerne l'objet de la discussion. Il s'agit, dans la perspective des médecins, de « *décider de l'engagement thérapeutique* » (médecin senior). L'objet de la décision est plus exactement l'abstention et non, pas le traitement. Pour le dire autrement on discute de s'abstenir et non de faire. Le deuxième point important est le rôle central des seniors. Ce sont eux qui lancent le plus souvent la discussion (même si en théorie la cadre de santé et les infirmières peuvent aussi le faire), ce sont eux qui en dirigent le déroulement. Ce sont eux aussi qui, au terme des débats, entérinent une décision. Le troisième point touche la forme de la réunion. Il ne s'agit pas à proprement parler d'un débat ouvert entre membres de l'équipe. Néanmoins, le point de vue des soignants sur la situation du patient est recueilli et les options thérapeutiques sont discutées de façon collégiale. La réunion ne consiste pas en une mise en scène d'un débat déjà tranché en amont, comme décrit dans certains services de réanimation (Gisquet, 2008). Il s'agit plutôt d'un échange dirigé par les médecins seniors, validant ou invalidant certains arguments, par lequel on s'assure que le pronostic neurologique est effectivement médiocre et que les décisions sont partagées en équipe.

Comme « faire » est la conduite systématique dans une unité de soins intensifs en cas de détresse vitale (logique d'intervention thérapeutique), déroger aux règles d'assistance cardio-respiratoire doit pouvoir se justifier explicitement aux yeux de l'équipe. Les échanges permettent d'argumenter sur les raisons d'une non-réanimation. Dans les discussions observées, les médecins seniors définissent la situation du patient sous la forme d'une revue implicite des *arguments* en faveur d'une abstention, au premier rang desquels se trouvent les éléments médicaux. Ils redonnent le diagnostic clinique de gravité qui, comme on l'a vu, a soulevé le débat. Ils soulignent le poids de l'âge, le mauvais pronostic neurologique et le risque de faible récupération fonctionnelle, ils s'attardent parfois sur l'état général du malade. Enfin ils mettent en regard de ces éléments médicaux le point de vue des proches et/ou le style de vie du malade désigné comme son « *projet de vie* ».

Les médecins seniors identifient donc dans la situation du patient les arguments justifiant l'abstention de réanimation. Voici une illustration de cette revue d'arguments :

━━━━━━━━ **Réunion autour du cas de Monsieur H.** ━━━━━━━━

Le médecin senior 1 : « *Il a une FEVG à 35 %* [capacité cardiaque trop faible pour avoir une activité physique minimale], *on lui a fait une écho*[graphie cardiaque] *ce matin.* »
Il pense que de ce fait « *la rééducation est compromise* » car cela diminue les capacités de récupération.
Le médecin senior 2 : « *Tu penses que c'est un argument pour nous ?* »
Le médecin senior 1 dit que non, mais que c'est un argument de plus vis-à-vis de la famille.
Le médecin senior 2 pense que ce qui compte le plus c'est « *le pronostic neuro et surtout l'âge* ».

Ce type d'échanges, en brossant un tableau particulièrement sombre de la situation des malades, permet de pointer implicitement les arguments en faveur d'une abstention. Ainsi, pour ce même patient, le médecin senior 1 récapitule : « *Chez lui, le pronostic neuro est très sévère, en sachant que se rajoute l'insuffisance cardiaque, par rapport à son projet de vie...* »

Néanmoins, la possibilité de ventiler peut être examinée ouvertement comme on le voit avec le même cas lorsque le médecin senior 2 joue en quelque sorte « l'avocat du diable » en mettant à l'épreuve les arguments énoncés (l'inutilité clinique de la ventilation, le fait que le patient soit « hyperactif », le mauvais pronostic fonctionnel) :

━━━━━━ **Suite de la réunion autour du cas de Monsieur H.** ━━━━━━

La discussion reprend. L'infirmière souhaiterait améliorer la prise en charge symptomatique. Le senior 2 parle de « *ventilation mécanique antalgique* » contre l'inconfort respiratoire et dit que « *ça s'est déjà fait* ».
Le senior 1 et l'infirmière ont l'air un peu perplexes et franchement pas tentés. Le senior 2 répète que « *ça s'est déjà fait* ».
L'infirmière : « *La famille ne comprendrait pas.* »
Le senior 2 rappelle que « *c'est une des indications à la ventilation mécanique* ».
Le senior 1 : « *L'âge importe beaucoup.* » Il rappelle ce qu'il a compris du point de vue de la famille.

L'infirmière : « *Ce serait s'acharner, là* », puis elle ajoute : « *Si avant il était autonome… c'est dommage qu'il n'en ait pas parlé avant.* » [...]
Le senior 2 demande si c'était « *quelqu'un d'hyperactif* ».
Le senior 1 explique qu'il allait au café, puis corrige, amusé : « *Pas pour picoler, pour voir les copains…* »
L'infirmière ajoute qu'au niveau des « *chances de récupération, c'est vrai que…* »
Le senior 1 : « *J'ai parlé de ventilation et de trachéo à la famille, ils sont franchement contre. Les filles* [du patient] *sont en retrait mais n'ont pas dit non.* » Il précise (il tient à ce qu'il dit) : « *Je ne leur ai pas laissé le choix, j'ai donné mon point de vue.* » Il ajoute qu'il faut « *savoir limiter les frais* ». [...]
Le senior 2 : « *La question de la ventilation mécanique se pose un peu moins aujourd'hui mais se reposera s'il y a une dégradation.* [...] *Certes, il est plus présent, mais ça ne change pas le pronostic, compte tenu de l'imagerie…* » Il parle du « *pronostic fonctionnel* » et dit (après une petite pause, sur le ton assez grave de l'expert) : « *Je dirais qu'à trois mois il ne remarchera pas.* » Il demande au senior 1 son point de vue.
Le senior 1 (avec assurance) : « *Même à six mois.* »

Comme le montre cet échange, l'argument décisif est représenté par le risque d'un pronostic neurologique fonctionnel « *grave* » à terme. La référence à la capacité de marcher frappe les esprits, et le doute à ce sujet, appuyé par l'examen radiologique, est très fort. Classiquement, l'abstention de ventilation est décidée « *du fait du pronostic neurologique et de l'âge* » (médecin senior). C'est habituellement par la mise en regard de l'incapacité fonctionnelle et du « projet de vie » que la prédiction d'un handicap jugé important clôt la discussion. La réunion à propos du cas du patient précédent se termine par la récapitulation des arguments qui fondent la décision : « *Si on résume : pas de ventilation mécanique, pas de ressuscitation cardio-respiratoire, pas de réa. En raison du pronostic neuro, de l'âge, du problème cardio, avec une famille plutôt contre la mise en route de traitements agressifs* » (médecin senior 2).

Si la concomitance d'un risque d'aggravation cardiorespiratoire et de la « gravité neurologique » est à l'origine d'un processus de discussion, il existe bien une dissociation entre évolution immédiate (vitale) et évolution future (neurologique, fonctionnelle).

D'une part, la vie est menacée, comme le dit un médecin senior : « *La question, c'est, parce qu'il y a un risque d'aggravation : jusqu'où on va aller ?* » Si la situation s'améliore, il n'y a plus lieu d'avoir de discussion, comme le remarque cet interne à propos d'une patiente : « *Bah non, elle passe le cap...* » Mais d'autre part la discussion se déroule avant tout du fait d'un risque plausible de handicap, comme un médecin senior le dit avant la réunion à propos de Monsieur C. dont le cas a déjà été évoqué plus haut : « *Il aura un handicap important, il sera hémiplégique avec une qualité de vie discutable.* »

Cette question s'inscrit dans un double horizon, le court et le moyen terme. Faut-il tenter de sauver la vie du malade au risque de le voir garder des séquelles importantes ? L'évolution à court terme, sur laquelle pèse une menace pour la fonction respiratoire, peut servir de point d'appui pour discuter de la situation de la personne à moyen/long terme. Au travers des arguments sur l'état fonctionnel, les débats concernent bien la situation future, ainsi que le formule ce médecin senior : « *Pourquoi lui faire passer le cap d'une pneumopathie si après la qualité de vie qu'on lui propose n'est pas géniale ?* » S'il n'est pas possible d'envisager une telle « projection » de trajectoire, l'abstention ne peut pas être décidée.

QUELS ARGUMENTS AUTRES QUE LE PRONOSTIC FONCTIONNEL MOTEUR ?

Dans ce service, l'éventualité d'une réanimation respiratoire permet donc de se poser la question pronostique. Dans cette dialectique entre le court et le moyen terme, entre le risque vital et le handicap, c'est bien au nom des séquelles fonctionnelles que les médecins envisagent de ne pas intervenir. Une autre facette de la gravité neurologique est la détérioration des fonctions cognitives, comme le montre l'exemple de Madame K., dont l'accident ne cause pas de déficience motrice mais cognitive. L'atteinte se révèle problématique du fait de ses conséquences sur le mode de vie de Madame K. S'il est rare, ce cas révèle la dimension intrinsèquement sociale de la notion d'autonomie. Il souligne l'aversion des professionnels pour l'institutionnalisation des patients, qui apparaît pour eux comme une mauvaise issue. D'emblée, lors de la réunion d'équipe, le médecin senior oriente la discussion sur ce qu'il nomme le « *projet de vie* » de la patiente, c'est-à-dire sur les futures conditions de vie obérées par un risque d'absence d'autonomie qui peut déboucher sur une impossibilité de retour au domicile et sur un placement. Les questions se formulent ainsi pour Madame K. : Où la patiente va-t-elle pouvoir vivre ? Est-elle entourée ? Qui peut s'en occuper ?

Le médecin senior présente son cas lors de la réunion : « *Le pronostic neuro est encore incertain, plus cognitif que moteur. Il est très probable qu'elle ne retrouve pas d'autonomie, il n'y a pas de handicap majeur, ce n'est pas un accident massif mais elle va être placée, cette dame* [...]. *Ce qui m'embête, c'est le fait qu'elle soit veuve, je ne vois pas le retour à domicile. Encore s'il y avait un mari...* [...] *L'évaluation neuro est difficile, c'est le reste du contexte qui va décider de la ventilation.* » Dans un tel cas de défaillance mentale, c'est la mise en regard du déficit neurologique avec l'environnement familial qui permet de pencher en faveur de l'abstention thérapeutique. Consacrée à « *la ventilation, en termes de stratégie ?* » (médecin senior), la réunion a donc pour enjeu, comme dans le cas précédent, de définir la situation de la patiente au travers de caractéristiques permettant (ou non) de justifier une abstention : le pronostic cognitif (mais ici il est plus difficile à fixer qu'un pronostic moteur), l'état général (des troubles digestifs laissant craindre un éventuel cancer, des difficultés de sevrage respiratoire - mais pour le médecin senior ce n'est pas un argument suffisant), l'impossibilité de faire transférer la patiente dans la ville où habite sa fille.

Comme pour le patient précédent, le pronostic neurologique est l'argument décisif mis dans la balance à la fin de la réunion : « *Reste une chose : qu'il n'est pas sûr que la dame récupère du trouble cognitif, et on ne sait pas ce que ça va donner pour la suite* » (médecin senior). Devant l'impossibilité de se déterminer avec certitude, l'équipe se tourne vers l'avis de la patiente. Aurait-elle pu dire quelque chose avant son accident ? Mais il n'y a pas d'élément de réponse (pas de papier, rien n'a été transmis par l'entourage). Puisque le point de vue de la malade ne peut pas faire pencher la balance, chacun donne son jugement. Les participants sont réticents pour une réanimation en fondant leur avis sur le risque d'institutionnalisation. L'âge est évoqué en termes sociaux et moraux (« *projet de vie, âge, ça ne fera que la prolonger* », dit le cadre de santé) et en termes médicaux (« *l'âge est un facteur pronostique bien sûr* », dit le médecin senior). Le médecin récapitule donc les raisons d'une décision d'abstention : « *Voilà... c'est des petites choses qui s'accumulent... en termes de confort... contexte médical plus contexte social...* ». L'exercice amène de fait à juger la situation à l'aune de critères qui sont à la fois biologiques et sociaux, car ils concernent tout autant l'état neurologique et la récupération fonctionnelle que la vie quotidienne, l'entourage, le « projet de vie ».

L'état de santé général du patient peut aussi entrer en ligne de compte. Ainsi le diagnostic d'une pathologie incurable est-il un critère supplémentaire justifiant une abstention de réanimation. On en voit un exemple avec Madame O. chez qui un cancer inopérable est diagnostiqué.

──────────── **Cas de Madame O.** ────────────

Cette patiente âgée de 75 ans est victime d'un AVC ischémique alors que les médecins suspectent chez elle un cancer. Du fait de la localisation de l'AVC, il existe un risque respiratoire d'origine neurologique. Le troisième jour après l'AVC, la confirmation diagnostique d'un grave cancer digestif fait basculer la prise en charge. Les gastroentérologues ne sont pas en faveur de l'opérer « *compte tenu de l'occlusion cérébrale et de l'état général* ». Ici les deux diagnostics semblent renforcer mutuellement les décisions d'abstention.

Le principe d'une réunion est acté par le médecin senior : « *Maintenant qu'on a l'histo* [histologie, diagnostic du type de lésion] *on va pouvoir statuer un peu mieux* [...] ; *il va falloir sans doute qu'on se concerte un peu pour voir jusqu'où on va, sachant qu'avec son accident elle est fragile.* » Cette réunion a lieu le jour même en présence de l'équipe mobile de soins palliatifs. La question de la ventilation est posée de manière quasi-rituelle mais elle ne sera pas débattue. L'abstention paraît évidente pour le médecin de soins palliatifs qui participe à la rencontre. Le médecin senior pose donc sans discussion la décision d'absence de réanimation en cas d'aggravation et l'écrit dans le dossier : « *Pas de massage cardiaque, pas de transfusion, pas d'intubation.* » Lors des transmissions, il sera dit : « *On a décidé de faire surtout des soins de confort pour cette patiente.* »

Trois jours plus tard, une nouvelle réunion a lieu avec l'équipe mobile de soins palliatifs. Faudrait-il arrêter la nutrition artificielle ? Le médecin senior énonce les arguments : le cancer, la dégradation de l'état neurologique, « *de sa part à elle, une certaine acceptation* [de la maladie], *un refus* [de la sonde] », la difficulté à poser une sonde gastrique. Le médecin de soins palliatifs évoque la question d'un possible rapatriement de Madame O. dans son pays d'origine et de l'attitude vis-à-vis de la famille. Puis il donne des conseils autour des soins de confort et discute d'un éventuel passage en Unité de Soins Palliatifs. C'est peu envisageable du fait d'incertitudes sur l'évolution.

Après la réunion, la famille rencontre l'équipe mobile et demande spontanément un rapatriement de Madame O. Le lendemain, l'équipe discute de la faisabilité (risque de décès, question de la réanimation) et du financement du rapatriement. Est réaffirmée la décision de ne pas intuber la patiente dans l'avion si elle fait un malaise. La patiente part le lendemain. Après les transmissions, le médecin senior est satisfait de cette décision : « *Je crois que ça vaut vraiment la peine,* [...] *en tout cas je préfère ça pour elle, je pense qu'on a bien fait.* »

LA PLACE DES PARAMÉDICAUX DANS LE DISPOSITIF

Le processus décisionnel est ici facilité par la coopération au sein de l'équipe médicale et avec l'équipe paramédicale. Ce fonctionnement d'équipe est l'une des conditions permettant de fixer une ligne de conduite autant que faire se peut partagée. L'entente entre médecins et paramédicaux, la participation aux réunions de prise de décision, l'appel fréquent de l'équipe mobile de soins palliatifs, l'implication de certains soignants dans un projet de formalisation des soins de confort aboutissent à une approche commune et cohérente de ces cas. Le dialogue et l'échange d'avis rapprochent les points de vue. Consulter l'équipe soignante permet de se mettre d'accord sur la définition de la situation du patient, de débattre des différentes options et de décider en conséquence. L'existence de telles réunions manifeste la volonté de l'équipe médicale de procéder d'une manière participative, d'entendre sur un mode consultatif les différents arguments et de faire participer les soignants à la réflexion.

Un tel dispositif s'inscrit dans les contraintes de l'exercice hospitalier et renvoie à la nécessité d'adapter les pratiques au cadre légal relatif aux droits des malades et à la fin de vie. Néanmoins, le processus décisionnel est ici organisé et mis en œuvre selon une certaine philosophie. Outre la conformité au cadre légal, quel intérêt peut-il y avoir à procéder de la sorte ? Ce type de réunion a pour enjeu de donner une certaine publicité aux débats et de renforcer au cas par cas la bonne entente puisque l'équipe va organiser en quelque sorte publiquement son accord autour des situations problématiques. Il s'agit pour le groupe des médecins d'éviter d'accomplir des actes graves *en catimini*, sans concertation avec les autres et sans en faire connaître ni le principe ni les arguments, en profitant de leur expertise et de leur autorité professionnelle. Qui dit bonne entente ne dit pas automatiquement consensus sur la conduite à tenir.

Les soignants ne se plaignent pas de situations d'acharnement, car les médecins sont attentifs à identifier les situations difficiles qui relèveraient d'une « *décision* » et organisent des réunions en conséquence. De leur point de vue, chacun assume à sa place sa responsabilité au cours d'un processus formel et explicite, chacun peut exprimer son avis. Dans les interactions, on ne remarque pas de défense de l'autonomie professionnelle des uns ou des autres, car il y a une reconnaissance réciproque de la légitimité et de la complémentarité des points de vue. Les rôles professionnels sont définis classiquement. Les soignants assistent aux réunions et peuvent donner leur avis, mais ce sont essentiellement les médecins seniors qui questionnent et argumentent. Après avoir entendu les divers avis, ils prennent leurs décisions en refusant de les laisser au collectif. Les médecins endossent personnellement la responsabilité des actes. Les réunions leur permettent de valider ou invalider certains arguments, de nourrir et de justifier la prise de décision.

Cela va dans le sens des observations de Kentish-Barnes (2008) soulignant que pour le personnel paramédical l'important n'est pas d'être un décisionnaire réel mais d'être associé et reconnu comme un acteur du processus. Il est d'ailleurs intéressant de noter que la seule observation d'un désaccord infirmier à propos d'un patient dans un état grave dans ce service a concerné la situation d'une femme qui avait fait l'objet de soins intensifs après un état de choc cardiovasculaire alors que les médecins avaient décidé après une réunion d'équipe de limiter la réanimation respiratoire :

L'infirmière : « *Parce qu'il faudrait savoir clairement ce qu'on fait avec cette patiente. Elle n'a plus d'alimentation là.* »
Le médecin : « *Bah ! on en avait discuté déjà mais je crois qu'on avait laissé en suspens le choc. On n'avait rien mis à ce sujet. On était d'accord pour* [s'abstenir de] *la ventilation.* »

Ainsi une bonne entente professionnelle entre l'équipe soignante et les médecins est nécessaire à l'existence et à la réussite d'un processus dont les conséquences engagent la vie et la mort des personnes qui leur sont confiées. Par ailleurs, on va voir que prendre en compte la famille est capital pour que le processus puisse se dérouler le mieux possible.

L'INFORMATION DES PROCHES ET LEUR COMPRÉHENSION DE LA SITUATION

Pour les médecins, le service a pour rôle non seulement de s'occuper du malade mais aussi de la relation avec les proches : « *C'est pour nous la famille, de toute façon c'est pour nous* [notre responsabilité] » (médecin senior). Le travail déployé auprès de la « *famille* » (terme consacré pour désigner l'entourage du malade) consiste à interagir avec les proches tout au long de la prise en charge, du diagnostic à l'amorce de la rééducation. Derrière ces pratiques, c'est une certaine vision de la famille et de sa place dans les décisions qui se fait jour. Les pratiques recouvrent plusieurs tâches : information, écoute, explication et travail de conviction à propos de la maladie et de la conduite thérapeutique. Elles visent à amener les personnes à prendre conscience de la gravité de l'état de leur proche, en particulier du risque de mort et de séquelles lourdes, puis, si une abstention de réanimation est envisagée, à s'assurer qu'elles ne s'opposent pas à une telle décision, enfin à leur permettre d'admettre le handicap si jamais le patient ne décède pas (ce qui est fréquent). Cette activité demande un travail relationnel permanent et important que fournissent, chacun à leur place, les différents membres de l'équipe : médecins, infirmières, cadre, psychologue, assistante sociale.

Il faut pouvoir, tout en transmettant les principaux éléments d'information, s'ajuster aux réactions émotionnelles, prévenir d'éventuelles incompréhensions ou éviter des conflits ouverts (qui apparaissent néanmoins exceptionnels). Nous insisterons ici sur les objectifs et la logique du travail des médecins seniors avec les familles concernant les prises de décision d'abstention thérapeutique qui nous intéressent. On l'a dit, le tableau symptomatique inaugural d'un accident vasculaire se traduit par un tout premier travail d'annonce de la gravité de l'AVC. Avec le diagnostic, c'est la toute première information donnée aux proches. Ainsi, le médecin senior parle au téléphone pour la première fois avec le fils d'une patiente, lequel a déjà été prévenu par ses frères et sœurs de l'AVC, en ces termes : « *Voilà. Donc votre mère a fait un accident vasculaire cérébral grave, qui concerne un territoire cérébral étendu, et on est assez inquiets sur le pronostic vital. Après si elle passe le cap parce que vous savez...* [Il explique le problème de l'œdème post AVC]... *et donc après il y a un risque de handicap important.* [...] *Les choses peuvent continuer : en plus de l'AVC, il peut y avoir un saignement, et le sang peut comprimer les régions qui contrôlent le cœur et la respiration. Ce matin elle est stable mais c'est quand même très grave et on est assez préoccupés.* »

Mener une telle annonce nécessite une véritable pédagogie de la gravité : utiliser des mots simples, dire et redire que c'est grave, employer des images concrètes comme celle du sang qui coule, de la destruction du cerveau... C'est ce que fait le médecin senior quelques jours après l'annonce initiale en expliquant aux enfants d'une autre patiente dont le cas est gravissime que les dommages cérébraux seront irréversibles : « *Vous savez, le problème, c'est que le cerveau, quand il n'est pas irrigué, il y a des zones qui sont détruites. Et donc, même si l'artère se débouchait complètement, les choses ne changeraient pas, parce qu'il y a certaines zones du cerveau qui ont été détruites.* » Lors des transmissions en équipe, ce travail auprès des proches sur la gravité est résumé rituellement, et laconiquement, par le médecin senior : « *Je leur ai dit que c'était très grave.* » Face à ce type d'annonce, une famille idéale est celle qui « comprend » (terme consacré) et mesure la gravité de la maladie. Elle se range d'emblée à l'avis du service, nécessitant de ce fait moins de travail.

« *Comprendre* » concerne l'état du patient (le diagnostic, la gravité, l'évolution habituelle de la maladie, le pronostic) mais aussi l'attitude médicale, ce qui sous-entend un acquiescement de l'entourage à la conduite thérapeutique. Ces familles idéales sont plutôt rares, et c'est à des familles bien réelles que l'équipe a affaire. Elles comprennent parfois mal, soit que le langage médical est inadapté, soit qu'elles ne mesurent pas les conséquences de l'annonce qui leur est faite. Bien souvent une information ponctuelle n'est pas suffisante, d'où l'importance du travail déployé et son caractère itératif. Les discussions d'équipe se focalisent particulièrement sur les proches qui, comme le fils de cette patiente (Madame F.), ne sont « *pas conscients de la gravité de la situation* » (interne). « *Je lui ai dit que c'était très grave, qu'elle risquait de mourir mais il n'entendait pas.* [...] *Il n'a pas entendu le handicap, qu'elle ne parlerait pas, il parlait d'autres choses* » (médecin senior 1). « *Il n'intègre pas* » (médecin senior 2).

Après l'annonce inaugurale, les proches sont tenus au courant tout au long de la prise en charge. Là aussi il est fréquent que la famille ne saisisse pas tous les éléments médicaux, qu'il faut alors expliquer. Ainsi, les membres de l'entourage d'un patient inconscient « *trouvent que ça va beaucoup mieux* » ; le fils pense que son père se réveille, il se réjouit qu'il arrive à tousser. Le médecin senior pense qu'ils sont « *déboussolés* » et décide de leur dire que ce sont « *des réactions physiques* ». L'interne renchérit : « *Il faut les recadrer, leur dire que ce sont des mouvements réflexes.* » C'est aussi le cas de la femme de Monsieur B. qui, selon les médecins, ne « *comprend pas* » que son mari ne récupère pas sa motricité en quelques jours après le début de son AVC. D'autant qu'à l'annonce de la gravité se surajoute souvent l'impuissance d'agir contre l'AVC en lui-même, surtout lorsque la thrombolyse a été impossible. Certains proches peuvent d'ailleurs poser explicitement la question des traitements, comptant *a priori* sur des possibilités thérapeutiques inexistantes. Ainsi, la femme de ce même patient finit par « *comprendre* » quelques jours plus tard que son mari « *est hémiplégique* ». Mais « *elle trouve ça super dur, elle dit qu'il faudrait qu'on trouve quelque chose* » (médecin senior).

D'où la nécessité, pour les médecins, de répondre à de telles demandes et de faire comprendre les limites des ressources thérapeutiques. Ils revoient ainsi plusieurs fois les proches de cette patiente pour leur expliquer qu'il n'y a rien à faire et que la situation est gravissime : « *Je les ai vus vendredi, ça va... je leur ai dit qu'il n'y avait pas vraiment de traitement pour améliorer les choses* (soupir) » (médecin senior). Une autre fois : « *Ils m'ont demandé des pourcentages, je leur ai dit qu'il y avait 50 % de mortalité et que les chances de remarcher c'était même pas 5 %, donc je leur ai fait un tableau quand même très noir* » (médecin senior). Devant la pression ou l'incompréhension des proches, les membres du service peuvent imputer la responsabilité de la situation à des forces qui les dépassent, le destin ou la nature, cherchant à normaliser la situation. Ils réduisent ainsi les aspirations de la famille et dessinent le tableau d'une médecine parfois impuissante. Par exemple, selon la surveillante, la femme d'un patient est venue la voir et lui a dit : « *Je ne veux pas qu'il meure* », avant de se mettre à pleurer. Après l'avoir écoutée et consolée, elle lui a répondu en substance *: « Ce n'est pas vous qui décidez, ni nous.* » Quelques jours plus tard, à cette même femme qui refuse que son mari puisse rester très handicapé, un médecin senior dit avoir expliqué la situation et répondu en substance : « *C'est la nature.* »

Les praticiens sont bien conscients que le temps représente une ressource pour convaincre les proches. L'entourage finit souvent par adopter une forme de fatalisme et par comprendre la situation clinique et la conduite de l'équipe. Après vingt jours de coma, la femme d'un patient « *a compris qu'il ne peut pas se réveiller* » (médecin senior 1), le médecin lui a expliqué qu'« *hier il était très mal sur le plan respiratoire* » et qu'il avait dû l'endormir plus profondément : « *Je pense qu'elle a compris.* » Dix jours après, le médecin redit à propos du coma sans doute définitif : « *Sa femme a super bien compris, elle est très lucide.* » Ainsi, les professionnels attendent que, suite aux explications, la famille prenne la mesure de la gravité et le manifeste. Elle doit être « *lucide* » ou « *dans la réalité des choses* » (médecin senior à propos de la femme d'un autre patient). L'exemple du fils de Madame L. le montre par l'absurde :

Le médecin senior 1 : « *Comme famille elle a quoi ?* »

Le médecin senior 2 : « *Elle a un fils.* »

L'interne : « *Ah ! tu l'as vu ?* »

Le médecin senior 2 : « *Je l'ai eu au téléphone, je lui ai dit qu'elle s'aggravait, il m'a dit : "Bon, très bien, très bien"* » (fait une moue pour signifier qu'il trouve cela un peu bizarre).

Bien entendu, ce que l'équipe appelle « *la famille* » n'est pas un bloc monolithique. La capacité de « compréhension » n'est pas distribuée de manière égale entre ses membres. Ainsi, le fils d'une patiente « *montre qu'il a compris la gravité de la situation* » tandis que la fille « *ne comprend rien, après une heure elle me demande si ce n'était pas une tumeur cérébrale* […] ; *la fille m'a dit : "Mais ça va passer, ça va aller mieux"* » (médecin senior). Au travers des discussions informelles entre médecins, avec les infirmières, lors des transmissions ou des réunions d'équipe, on voit les professionnels écouter et observer attentivement l'entourage afin d'analyser les différences d'attitude, comme le montrent les échanges lors de cette réunion de transmissions :

Transmissions 6 jours après le début de l'AVC de Monsieur C.

Médecin senior : « *Accident sylvien très étendu, droit, avec un gros déficit, Glasgow 7/8, NIH...* »
Il enchaîne tout de suite : « *Sa famille : une épouse, deux filles, un fils* », puis il ajoute : « *On les a informés sur la gravité, sur* [la complication pulmonaire], *sur le risque de handicap majeur futur.* »
Il dit que l'épouse a « *bien compris* », que celle-ci dit que Monsieur C. a « *bien vécu jusqu'à maintenant* ». Le fils a « *compris* » lui aussi mais est « *plein d'espoir* ».
Le médecin continue : il a prévenu la famille qu'il avait appelé « *l'équipe douleur* » [c'est-à-dire de soins palliatifs], en soulignant qu'il n'avait volontairement pas prononcé le mot « palliatif ».
Il redit que le fils a « *bien compris* ». En effet, la veille, le fils était présenté comme étant « *en décalage* », « *pas sur la même longueur d'onde* » que ses sœurs, qui semblaient mieux accepter la gravité et le discours des médecins.
Le médecin pense que c'est une famille « *très pudique* » et qu'ils « *n'aiment pas beaucoup parler* ». L'épouse aurait dit (le médecin montre qu'il a été touché par ces paroles) : « *Tout ce qui est amour, handicap, on n'en parlait pas beaucoup. (...) À la maison, on ne parlait pas.* »

Ce cas montre qu'il ne s'agit pas simplement d'expliquer la gravité de la situation mais de tenir compte de ce qu'en dit l'entourage. Dans ce service, les médecins n'ont jamais proposé ouvertement aux proches de participer à la prise de décision. Le service cherche à prendre en compte l'entourage même s'il refuse de faire décider la famille (ce que beaucoup de médecins français identifient comme une norme anglo-saxonne) : « *Il faut que la décision soit portée par l'équipe, avec la participation de la famille, en fonction de ses valeurs et de ses souhaits. Il ne faut pas qu'ils pensent* [que c'est eux qui prennent la décision]. *C'est très lourd. Sinon ils risquent de se dire : "J'ai tué mon père* [le patient]*." Il faut* *faire vachement attention à ça.* » (médecin senior). Cette citation résume la ligne de conduite du service que nous allons examiner maintenant.

LA PLACE DE LA FAMILLE DANS LA PRISE DE DÉCISION

Sans qu'il le sache toujours, les médecins associent l'entourage à leur réflexion. Même si ce dernier n'a pas de rôle déterminant, il informe le processus décisionnel et influence son déroulement. Dès la première rencontre, la famille est attentivement écoutée. Elle est informée d'une décision d'abstention seulement après que les médecins se sont réunis. C'est un principe important comme on le voit dans le cas suivant. Un médecin de l'équipe a évoqué une abstention devant la famille sans qu'il y ait eu de réunion collective. Lors des transmissions, le médecin senior regrette que le déroulement habituel n'ait pas été suivi : « *Il y a eu une prise de décision de ne pas réanimer hier, la famille a été vue, on pourrait peut-être en parler, faire une réunion […]. Il faudrait savoir si on fait de nouveau une ventilation, car il y a un risque de pneumopathie, elle a un accident mal situé et…* (pensif) […] *il faudrait qu'on en discute avant de* (il parle plus bas) *ne pas faire les choses…* »

Au début de cette réunion le médecin senior rappelle le principe d'antériorité de la discussion d'équipe : « *C'est peut-être important de statuer entre nous avant de parler avec la famille.* » Au cours des échanges, le passage de l'aumônier est évoqué : « *C'est choquant qu'il passe juste après l'entretien* [du médecin] *avec la famille, ça veut dire quelque chose pour la famille, il faut, nous, qu'on se fixe certaines limites déjà.* »

Si on ne leur propose pas de participer à la décision, les proches sont néanmoins jugés en fonction de leur capacité à pouvoir discuter avec les médecins et comprendre de telles décisions, comme dans le cas de la famille de cette patiente :

L'interne : « *Son mari, c'est un bon papy, il a l'air assez fragile psychologiquement.* »

Médecins seniors : « *Ils* [les enfants] *veulent le protéger ?* »

L'interne : « *Non non, il est au courant de tout, il donne son avis, mais c'est vrai que pour parler, c'est plus avec les fils, parce qu'ils ont plus les pieds sur terre.* »

L'équipe est attentive aux manifestations émotionnelles (« *ils étaient attristés, accablés* »), à la présence dans le service (« *elle est là tout le temps, même en dehors des visites* »), au rôle de l'entourage à la maison (« *ils ont l'air de s'en occuper énormément* »). Ce qui ressemble à une évaluation de la « compétence » des familles apparaît au grand jour quand l'équipe conclut à l'illégitimité de l'avis des proches dans la prise de décision. Ainsi le fils de Madame F., dont on a déjà parlé, est-il jugé incompétent. Atteint d'une maladie psychiatrique, il ne s'est manifesté au service que neuf jours après l'AVC et ne semble pas comprendre la gravité de la situation. Il n'est pas présent malgré le fait que l'assistante sociale l'ait appelé : « *Il n'est jamais passé la voir* » (interne). Pour l'interne, il a un comportement « *hallucinant* », « *inadapté* ». Il ne sera donc pas informé des questions de l'équipe sur la conduite à tenir en cas d'aggravation respiratoire.

Autre cas moins extrême, la « *fragilité* » de la femme d'un patient est évoquée en équipe. Elle apparaît « *ambivalente* » (médecin senior) bien qu'ayant « *compris* » la gravité et les interrogations sur « l'engagement thérapeutique ». Cela justifie pour les médecins seniors de s'entretenir avec elle des options thérapeutiques sans l'associer aux décisions comme elle le souhaiterait :

La surveillante parle de l'épouse : « *Elle sent que cela pourrait s'aggraver et a déclaré : "J'aimerais participer aux décisions."* »

Le médecin senior 1 s'enquiert si elle a vu l'équipe mobile de soins palliatifs. Lui et l'autre médecin senior sont réservés, voire réticents sur sa volonté de participer.

Le médecin senior 2 : « *Participer... voir l'équipe... oui.* » Mais, pour le médecin senior 1, de là à l'associer à la décision... Ils parlent de son « *attitude initiale* » interprétée comme un déni de la gravité de la situation, évoquent sa « *fragilité* ». En bref on ne les sent pas décidés à faire plus que d'écouter cette femme.

Les médecins tentent par ailleurs de savoir si la personne avait envisagé la possibilité d'un handicap, en quels termes, et les proches sont un auxiliaire précieux. L'équipe cherche, comme on l'a vu, à connaître ses activités habituelles, sa vie quotidienne, ses relations sociales, afin de discuter son « projet de vie ». Ces informations sont limitées et aboutissent à une image souvent sommaire du malade. Ainsi un patient est-il décrit comme « *hyperactif* », un autre comme un intellectuel aimant la lecture, une patiente « *vit dans des conditions sociales déplorables, avec son chien, son fils* », etc. Lorsque le patient a exprimé une aversion envers le handicap, son avis peut contribuer à justifier l'abstention de réanimation. Néanmoins, les médecins prennent avant tout leur décision sur les arguments de la gravité et de l'âge. Lorsque l'équipe juge un cas insuffisamment grave, elle n'envisage pas d'abstention, même si le patient a déclaré redouter un handicap.

La famille apparaît comme un partenaire incontournable. Il faut pouvoir évaluer son point de vue sur une limitation. Le service cherche à ce que les décisions soient mises en œuvre avec son assentiment. Les médecins tentent de cerner le point de vue des proches. Lors des transmissions, on met en avant que la famille de Monsieur C. (à l'exception du fils) a déclaré que le patient est âgé et ne souhaite pas qu'il reste lourdement handicapé. Une des filles aurait exprimé son refus d'« *acharnement thérapeutique* ». À l'inverse, la famille de cette autre patiente pose problème, car ses membres « *cherchent partout de l'espoir* », « *s'accrochent au moindre truc* », « *X* [médecin senior 1] *les a déjà vus* [une fois] *et leur a dit que la ventilation était un acte très agressif. Eux : "Non non non", ils sont vraiment pour continuer tant qu'il y a un souffle de vie* » (médecin senior 2).

Les médecins évoquent une éventuelle abstention thérapeutique et observent les réactions. Ce sont tout d'abord en quelque sorte des « coups de sonde » visant à prendre connaissance de l'état d'esprit de la famille, comme on le voit avec la fille de cette patiente : « *Je lui ai dit que vu son âge et vu l'importance du handicap, on ne ferait pas de choses déraisonnables, elle n'a pas rebondi* » (médecin senior). Ce travail a pour enjeu la mise en accord de la famille avec l'équipe. Le processus de négociation vise à définir la situation comme étant un cas où, devant une aggravation, « *il vaut mieux ne pas faire* » (interne s'adressant au fils de Monsieur C.). Pour les médecins, expliquer et convaincre la famille sans être trop brutal est délicat :

Le médecin senior : « *Il faut éviter de faire violence à la famille mais ne pas faire d'obstination déraisonnable.* » [...]

Une externe : « *On ne peut pas aller contre l'avis de la famille.* »

Le médecin senior : « *Non, mais parfois ça se bloque, on a besoin de l'intervention d'un tiers, comme l'équipe mobile. Il faut expliquer. Souvent des choses ne sont pas bien comprises de part et d'autre.* »

Au cours de leurs discussions, les médecins évoquent leur perception des proches, un acquiescement, un silence, un retrait, une incompréhension, des questions, une réticence ou un refus explicites. Les différences d'attitudes entre les uns et les autres sont analysées, comme on le voit lors des transmissions avec le cas suivant :

> Le médecin senior : « *J'ai vu l'épouse et les fils* [avec la surveillante et l'interne]. *La femme, elle a complètement compris... je me demande si elle n'a pas un tout petit déficit mental.* »
>
> Le médecin rapporte que, lorsque le patient et son épouse étaient en promenade et voyaient des gens hémiplégiques, le patient disait que si ça lui arrivait il faudrait lui donner une pilule et puis qu'on n'en parle plus. Le second fils serait plus « *dans la réserve* ».
>
> Le médecin senior : « *On a dit qu'on ne ferait pas de réa.* »

Suite à cette rencontre, on peut lire dans le dossier médical les différents types de tâches développées avec la famille : information sur la gravité, évocation de la possibilité de s'abstenir, reconstitution du point de vue du patient, recueil de l'avis de l'épouse et observation des réactions au sein de l'entourage dont nous parlions plus haut :

> « [Nom du médecin]
>
> Entretien avec la famille : les 2 fils, l'épouse.
>
> Information sur la gravité du tableau neurologique avec risque d'aggravation et notamment défaillance des centres respiratoires sur engagement/effet de masse et risque handicap neurologique majeur.
>
> Discussion autour de la « non-réanimation » si devait se poser la question de la ventilation.
>
> L'épouse évoque les propos de son mari avant l'AVC : *"Si je devais faire une hémiplégie, donnez-moi un comprimé pour ne pas vivre cela."* Demande claire de non-acharnement thérapeutique de la part de son épouse.
>
> Les fils écoutent – En retrait – Sans se prononcer. »

Dans le processus décisionnel, la position de l'entourage vis-à-vis de la réanimation est souvent formulée comme rejet de « l'acharnement thérapeutique ». Une autre manière de le dire est : « *La famille ne veut pas de ventilation mécanique* » (médecin senior), ou encore : « *Famille plutôt contre la mise en route de traitements agressifs* » (dans un dossier). Il est intéressant de noter que, pour ce dernier cas, les proches ne s'étaient pas prononcés ainsi mais avaient plutôt acquiescé tacitement à la perspective d'une abstention. La présentation habituelle semble donc se faire sous la forme d'une opposition des proches à une réanimation présentée comme un « acharnement ». Ce travail avec l'entourage, entre écoute, explication et conviction, dure tant qu'un membre de la famille n'a pas « *compris* » et reste dubitatif.

Cela peut durer parfois jusqu'à l'aggravation terminale, comme c'est le cas avec le fils de Monsieur C. En se référant aux déclarations ou au silence des proches de ce patient, les médecins recherchent ici implicitement un accord sur le fait qu'il vaut mieux s'abstenir devant un « *accident très étendu* (il insiste sur « très »), *très grave* » (médecin senior pendant la réunion de prise de décision). Dans un premier temps, après l'hospitalisation de Monsieur C., la famille est informée de la gravité et il ressort des échanges le « *décalage* » du fils. Lui ne se résigne pas à l'impuissance de la médecine et à l'état de son père. À J5, le médecin réexplique la gravité et fait comprendre que l'avenir est sombre : « *On les a informés sur le risque de handicap majeur futur.* » Il souligne que l'épouse a « *bien compris* » et déclaré que son mari avait « *bien vécu jusqu'à maintenant* ». Mais le fils, lui, « *reste plein d'espoir* ». La discussion autour de l'avis de son père sur le handicap tourne court. Devoir exprimer son avis et faire de tels choix de vie demande des compétences que toutes les familles n'ont pas. Ce n'est pas un exercice auquel beaucoup de personnes sont préparées.

Observer la réunion de prise de décision permet de percevoir comment l'entourage est écouté tout en faisant l'objet d'un travail de conviction. On souligne tout d'abord comment, lors de l'entretien, la femme du patient a décrit son mari. Le médecin senior 2 rapporte les paroles de l'épouse : Monsieur C. était quelqu'un qui « *bougeait, ne pouvait pas supporter de rester à la maison* ». On ne pourrait « *pas envisager le handicap sévère selon elle* ». Le médecin senior 2 mentionne qu'il a « *parlé de ventilation et de trachéo* ». Le médecin senior 1 demande ce qu'en pense la famille. Pour le médecin senior 2, ils sont « *franchement contre* ». Les « *filles sont en retrait mais n'ont pas dit non* ». Il précise : « *Je ne leur ai pas laissé le choix* », « *j'ai donné mon point de vue* » (qu'il faut mieux s'abstenir). Il ajoute qu'il faut « *savoir limiter les frais* ». Les médecins cherchent aussi à faire comprendre à mots couverts une possible mort et à s'assurer que les proches peuvent l'envisager. Ainsi, le médecin senior 2 leur a dit qu'il faudrait surtout « *entourer et accompagner* » Monsieur C. et ils « *n'ont pas bronché* ». La femme semble donc accepter l'idée d'un décès et aurait dit : « *Il faut savoir mourir* », « *il a eu une bonne vie* » (médecin senior 2).

Enfin, il semble y avoir un assentiment tacite des enfants sur l'abstention. En particulier le fils, décrit comme « *agressif au début* », a changé d'attitude : il « *écoutait* » et « *n'a pas contredit* ». En fin de réunion, le médecin senior 2 déclare qu'il pense qu'ils sont « *dans une optique de fin de vie* », qu'ils viennent « *dire au revoir* » à Monsieur C. Il ajoute : « *Visiblement, ils ont compris.* »

Puisque les proches semblent sur la même longueur d'onde que l'équipe, on ne cherche pas à les revoir. Au moment de l'aggravation respiratoire, deux jours plus tard, l'interne informe à mots couverts l'entourage du décès imminent. Néanmoins, les médecins restent attentifs aux réactions du fils et ce jusqu'au décès. Lors de l'aggravation finale (la veille du décès), l'interne redit au fils de Monsieur C. qu'il « *vaut mieux ne pas faire* » :

──────── **Dialogue entre l'interne et le fils de Monsieur C.** ────────

L'interne commence par expliquer au fils du patient que son père aura des séquelles très importantes, qu'il ne bougera pas.
Le fils lui demande alors ce qu'ils comptent faire.
L'interne explique qu'ils augmenteront la morphine s'il n'est pas confortable.
Le fils comprend que c'est « *pour qu'il ne souffre pas* », puis il demande : « *Pour combien de temps en a-t-il ?* »
L'interne ne sait pas trop quoi répondre, il dit que cela peut durer jusqu'à « *quelques jours* » mais que le service fera tout pour que cela se passe « *très bien* », « *on est là* », l'équipe en a discuté « *en staff* », et aussi « *avec les soins palliatifs* ».
Le fils : « *La médecine n'est pas plus avancée que ça ?* ».
L'interne lui explique que « *la médecine pourrait réanimer* » mais que ce n'est pas souhaitable. « *Il y a des situations où il vaut mieux ne pas faire* », elle évoque les conséquences « *si on réanime* », elle brosse le tableau du malade « *dans son lit* », paralysé, avec des « *escarres* », des « *complications* », jusqu'à ce qu'il en meure, elle lui dit qu'il ne faut pas faire « *plus que ça* » (ce qu'ils font), « *il y a des choses qu'on ne peut pas faire* ».
Le fils acquiesce : « *Je comprends, cela ne sert à rien* ».
L'interne renchérit : cela serait « *un mois en plus, deux mois en plus* », il risquerait des infections, « *une situation très grave* ».
Le fils : « *De toute façon, il ne souffre pas.* »
L'interne enfonce le clou : l'objectif, c'est de « *ne pas faire souffrir* », il rajoute : « *S'il ne respire pas bien, on augmente la morphine.* »
Le fils : « *C'est juste pour qu'il soit confortable.* »

L'interne : « *C'est ça.* »
Le fils reprend pour lui ce qu'il vient d'entendre : « *Ce n'est pas une bonne situation, on ne peut pas s'imaginer qu'il va s'en sortir en marchant* », de toute façon « *il serait dans un lit avec des maladies* ».
L'interne approuve et explique que c'est en effet « *la philosophie* » du service.

___

Comme on le voit avec ce cas, les conflits avec les proches sont évités en les prévenant de la gravité et du risque de handicap, en les informant au fur et à mesure de l'évolution et en s'ajustant à ce qu'ils disent. En exposant l'attitude thérapeutique d'abstention une fois qu'elle a été décidée, les médecins de ce service donnent leur avis et cherchent à convaincre. Ils ne travestissent pas la situation et expliquent qu'ils ne réanimeront pas. La position de référence est la position médicale. Le service recherche un accord de l'entourage, au moins tacite, comme le montre l'exemple suivant. Lors de la visite, un externe demande si la famille est « *au courant* » de la décision de limitation. Le médecin senior répond : « *Oh oui ! sa femme est très en retrait, abattue.* » Avec elle a été discuté l'engagement thérapeutique et il conclut : « *Elle a compris.* » Ici « comprendre » équivaut bien à acquiescer en connaissance de cause.

En résumé, dans le service Argenson, des limitations sont décidées ouvertement lors de réunions collectives. Ces décisions (s'abstenir de réanimer une personne en détresse respiratoire ou ne pas faire de trachéotomie et limiter une ventilation, ou ne pas faire de gastrostomie et arrêter une nutrition artificielle) doivent se prendre contre des procédures systématiques, en assumant parfois la responsabilité de laisser mourir le malade (Slomka, 1992). Discuter d'une abstention de réanimation engage donc à expliciter les raisons pour lesquelles le malade ne sera pas réanimé. Ces choix et leurs implications professionnelles, émotionnelles, éthiques, juridiques, doivent être socialement acceptables et pouvoir se justifier tant aux yeux des membres du service que de la famille. La discussion permet aussi à l'équipe de donner un sens aux soins et à la conduite thérapeutique.

Les médecins seniors identifient dans la situation du patient les arguments justifiant la limitation : 1. il existe un risque de handicap important ; 2. ce handicap n'est pas compatible avec le « projet de vie » de la personne ; 3. la famille ne s'oppose pas à une abstention de réanimation. Certaines composantes de ce processus s'entremêlent. Les informations recueillies auprès de la famille nourrissent la discussion de l'équipe tandis que l'accord entre professionnels permet une plus grande assurance vis-à-vis des proches.

L'équipe s'assure donc du pronostic, replace ce pronostic dans le cadre et le mode de vie du patient. L'exercice amène à envisager la situation à l'aune de critères qui concernent l'état neurologique actuel, la perspective de récupération fonctionnelle, l'état de santé général du patient mais aussi sa vie quotidienne et la situation de son entourage. Entre les médecins et l'équipe soignante, les arguments utilisés lors des discussions doivent peser d'un poids suffisamment lourd face aux routines et aux protocoles d'urgence. Ils doivent pouvoir persuader que, comme formulé dans le dossier d'une patiente, il n'y aura « *pas de bénéfice attendu* ». Cela passe par l'évaluation de la situation future du malade. Pour qu'on puisse s'abstenir de traiter, cette situation future doit être qualifiée comme fortement indésirable avant de pouvoir conclure : « *Pas d'intubation si aggravation, car pas d'amélioration* [possible] *du pronostic neuro gravissime* » (dossier médical d'une patiente).

Le cœur de l'argumentation concerne donc le pronostic neurologique, c'est-à-dire le pronostic fonctionnel de l'AVC. Dans les discussions, les médecins seniors résument la situation à partir d'une revue des caractéristiques médicales du cas en y sélectionnant les critères de gravité. L'existence de facteurs de risque issus de la littérature leur permet d'avancer au cas par cas ces caractéristiques comme un ensemble d'arguments de mauvais augure. La gravité neurologique est référée à ses conséquences sur le mode de vie du patient (son « projet de vie »), celui de ses proches, et à leurs compétences à s'en occuper. L'autonomie (atteinte de la capacité à se débrouiller seul) est replacée dans le cadre de vie du patient, ce qui révèle la dimension intrinsèquement sociale de cette notion. Appuyée par l'examen radiologique, la référence à l'impossibilité de récupérer la marche est très forte. Elle peut déboucher sur une impossibilité de retour au domicile et sur un placement en institution.

L'argument décisif de ces discussions est ainsi représenté par un pronostic fonctionnel « *grave* » empêchant une récupération de « *l'autonomie* ». L'abstention de ventilation est alors décidée « *du fait du pronostic neuro et de l'âge*[2] ». C'est en mettant en regard l'incapacité fonctionnelle et le projet de vie que la prédiction d'un handicap jugé important peut fonder la décision d'abstention de réanimation respiratoire. Au travers de la recherche d'un accord sur une limitation justifiée par un pronostic neurologique, le processus de légitimation de la décision se fait ainsi sur des arguments médicaux et sociaux intrinsèquement liés.

Là où les éléments cliniques seuls (signes de détresse respiratoire, risque lié à l'intubation ou à la sonde naso-gastrique) demanderaient d'intervenir, le risque d'un handicap indésirable (un état de santé replacé dans un contexte social) permet de justifier une décision de limitation. Les autres arguments – avis de la famille et du patient, état général et co-morbidité - sont secondaires. Néanmoins, à côté des aspects neurologiques, ces autres éléments peuvent contribuer à justifier la limitation. Lorsque la situation est tangente, ils peuvent orienter la décision dans le sens d'une abstention mais jamais ils ne peuvent contrebalancer des arguments neurologiques (dans un sens ou dans l'autre).

Ainsi, en lui-même, l'avis des proches ou du patient n'a pas de poids suffisant : lorsque l'équipe juge le cas insuffisamment grave, elle n'envisage pas de discuter une limitation, même si le patient ou la famille a déclaré redouter un handicap. Et si elle juge une éventuelle réanimation inutile, elle ne se rangera pas à l'avis d'un entourage favorable à la mise en œuvre des traitements vitaux et recherchera son accord. Néanmoins pour des raisons médico-légales, elle ne mettra pas en œuvre ouvertement de limitations réprouvées par la famille. On peut considérer les liens noués avec les proches, l'explication de la situation, l'argumentation de la limitation, comme un travail visant la convergence du point de vue de la famille avec la décision du service. La légitimation de la décision se fait par la recherche de l'assentiment de l'entourage au travers d'un processus de négociation tenant compte de sa « compréhension », de ses réactions et de son avis.

---

2. L'âge apparaît comme un élément de gravité médicale mais c'est typiquement un argument mixte, où la dimension clinique et la dimension sociale (dépendance au domicile) sont inextricablement mêlées, sans oublier l'aspect moral (est-il bon de contribuer à prolonger la vie d'une personne âgée dans de telles conditions ?).

In fine, les conditions avant la mise en œuvre d'une limitation sont donc : un mauvais pronostic neurologique, un consensus professionnel et l'assentiment des familles, comme on le voit avec cet extrait d'observation des transmissions :

Le médecin souligne que dans le cas de Monsieur M. et Monsieur L., il y a une apparence « *d'évidence* » puisque les familles ont compris le principe de la limitation des soins, que les médecins sont d'accord et que le pronostic de ces deux patients est très mauvais.

CHAPITRE VI

LES « LIMITATIONS » D'UNE MÉDECINE AUX LIMITES

Impératif clinique et AVC graves

La mission des services de neurologie et en particulier des USINV est de lutter contre l'AVC et ses conséquences immédiates et de contribuer ainsi à la *réversibilité* tant du processus de mort que de l'atteinte des capacités motrices et intellectuelles. Au travers de l'organisation d'une filière spécifique, les politiques publiques ont configuré la prise en charge sous la modalité de « l'urgence » avec l'incertitude en découlant : transfert rapide des patients en milieu spécialisé, mise en œuvre de la thrombolyse, soins intensifs dans les unités neurovasculaires. Les protagonistes des AVC graves, professionnels, malades et proches, sont face à la mise en jeu du pronostic vital avant que, selon le terme consacré, le patient ne « passe le cap » de cette étape incertaine. Nous avons dénommé cette phase de la trajectoire « vacillante » : l'état du malade oscille et peut basculer assez rapidement vers la mort. Face à cette incertitude vitale, la logique de l'intervention thérapeutique oriente les pratiques des services observés.

Une telle logique est la logique même de la médecine hospitalière contemporaine. Elle se caractérise par des actions médicales répondant aux problèmes cliniques successifs, justifiant les actes menés par la capacité même à intervenir et par la perspective d'améliorer l'état de santé, ou du moins d'éviter une « perte de chance ». Et ceci même si l'issue est très incertaine, car on ne sait pas comment va évoluer la situation du patient. La concrétisation de la logique d'intervention thérapeutique est dépendante du travail clinique mené par les médecins. Ainsi, par exemple, la découverte d'une infection va-t-elle conduire à la mise en œuvre d'une antibiothérapie, y compris au stade avancé des trajectoires et en fin de vie. Cette logique est ici sous-tendue par une forme d'impératif clinique permettant au médecin de justifier sur les plans professionnel et moral l'action entreprise. L'impératif clinique renvoie à l'armature normative de l'activité médicale présentée comme « conduites à tenir » diagnostique et thérapeutique. Cet impératif peut lui-même contribuer au processus d'escalade thérapeutique parfois évoqué en termes d'« acharnement thérapeutique » par les équipes soignantes.

Dans les USINV, les malades sont l'objet d'une surveillance et de soins intensifs de routine. Les traitements sont mis en œuvre avec automaticité jusqu'à un stade avancé de la trajectoire de maladie, tout comme les examens qui les sous-tendent. C'est en quelque sorte le propre de la routine de ne pas occasionner de questions. Elle structure le travail des internes et des infirmières, seuls les médecins seniors pouvant moduler la mise en œuvre de certaines pratiques. Nous avons ainsi pu observer un interne programmer un prélèvement intrapulmonaire relativement invasif avant de débuter un traitement antibiotique probabiliste pour une patiente dont il disait qu'elle allait sans doute mourir rapidement. Pour paradoxale qu'elle puisse paraître, cette attitude est entièrement explicable, car elle s'inscrit dans le cadre de l'impératif clinique.

Cet impératif est lié à la formation initiale des médecins ainsi qu'à leur expérience clinique. Il est d'autant plus fort que l'on se situe dans un contexte de pratique hospitalière et dans une situation d'urgence. Le regroupement des malades atteints de mêmes pathologies dans un même espace rend plus difficile pour les praticiens d'effectuer des actes hors routine. Les médecins sont plus exposés aux regards et jugements de leurs pairs et des autres professionnels. Ce poids de l'institution peut induire un autocontrôle et une obligation de se justifier. Par ailleurs, cet impératif clinique est très dépendant de la relation avec les proches, des attentes implicites des uns et des autres. Les médecins pensent (sans que cela soit explicité la plupart du temps) que les familles attendent cette attitude interventionniste de leur part. De fait, ils interviennent sans forcément se poser de question. C'est de l'ordre du « ça va de soi ». Ainsi, dans le service Dizy de neurologie générale, les professionnels disaient ressentir de l'agressivité de la part de familles pouvant leur reprocher de ne pas s'occuper de leur parent malade. Or, depuis le moment de notre observation, ce service a ouvert une UNV en son sein. Selon leurs dires, ces attitudes auraient alors cessé, probablement parce que l'environnement technique et la réorganisation du travail auprès de ces malades, en particulier la présence de soignants dédiés et bien repérés par les familles, donnent maintenant l'impression que la médecine fait réellement quelque chose. Ce contexte est plus propice à la concrétisation (du moins perçue) de l'impératif clinique, il le rend plus visible. L'impératif clinique a donc quelque chose de l'impératif moral vis-à-vis des familles.

Ne pas concrétiser l'impératif clinique en cas d'aggravation les premiers jours d'un AVC grave revient à prendre le risque de la mort du patient des suites (réelles ou supposées peu importe) d'un défaut/d'une absence de traitement. Au final, ne pas céder à cet impératif pourrait conduire le médecin à endosser personnellement cette responsabilité, que ce soit sur un mode de culpabilité et/ou de défaillance. D'autre part, ne pas concrétiser cet impératif reviendrait à remettre en question une sorte d'engagement moral et personnel vis-à-vis des patients. Compte tenu de leurs missions officielles, les USINV ont pour « vocation » de sauver ces malades, d'entreprendre quelque chose pour eux. De fait, le médecin est quasi contraint d'obéir à un impératif clinique lié ici à un impératif institutionnel[1]. Cette attitude est à relier à l'obligation de moyens en médecine, les praticiens « contrevenants » s'exposant à des risques majeurs de discrédit.

Cet impératif peut perdurer jusqu'au seuil de la mort. Dans toute la médecine, les professionnels se représentent leur action comme une lutte pour prolonger la vie jusqu'à ce que le décès

---

1. Dans le service de neurologie générale Dizy, c'est différent mais le résultat revient au même : les médecins ont admis ces patients dans « leur » service à l'issue d'une sélection sur un « marché » hospitalier des malades particulièrement concurrentiel (par contraste, cela veut dire que d'autres malades n'ont pas été retenus parfois en dépit de la forte pression exercée par les collègues). Ne rien faire pour ces patients « élus » reviendrait alors à se défausser, à commettre un « abandon thérapeutique » mal jugé au sein d'une profession qui valorise l'action et le « faire quelque chose ».

advienne. Ainsi, en phase aiguë en cas d'aggravation d'un AVC important, l'impératif clinique est toujours présent. Agir peut même permettre de s'assurer que le malade est bien « en fin de vie », d'observer la non-reconversion, de s'assurer qu'il n'y a bien plus rien à faire et de parfaire un pronostic de mort imminente. Cela permet la confirmation/validation de l'étiquette « fin de vie » ou « soins palliatifs » qui n'est plus provisoire. Malgré les traitements mis en œuvre, l'état du malade s'aggrave ou ne s'améliore pas, cela devient de l'ordre de l'évidence visible... Il s'agit, pour les médecins, d'une preuve pragmatique, empirique et irréfutable permettant de ne pas limiter le travail de pronostication de la mort à l'intime conviction. En effet, comme le pronostic relève essentiellement d'une conviction personnelle difficilement communicable ou transposable à d'autres, qu'ils soient professionnels ou non-cliniciens, celle-ci est moins convaincante et plus réfutable. Ici le travail de construction de la preuve repose sur l'absence de résultats (bénéfices) ou le constat de contre-résultats qui confirment le mauvais pronostic (le malade ne répond plus aux traitements).

Ainsi, en médecine hospitalière, c'est avant tout l'impératif clinique qui guide les prises de décision, les médecins se conformant dans tous les services à ce qu'ils considèrent comme la conduite à mettre en œuvre. Ils font ce qui doit être fait au vu de signes cliniques ou de résultats d'investigations. La « routinisation » et la standardisation des prises en charge, notamment en soins intensifs, systématisent cette attitude. Il y a une évidence de traitement, et cette évidence interventionniste peut perdurer même et surtout si le patient est dans une situation grave. Le fait que les patients ont été admis, d'une part après une sélection, d'autre part dans un contexte hospitalier où l'impératif de rationalisation et de productivité devient omniprésent et où certains actes invasifs sont justement valorisés en termes économiques par le dispositif de « tarification à l'activité », tout cela renforce sans doute la logique activiste de l'intervention thérapeutique. Un autre élément institutionnel est susceptible de jouer en faveur de l'impératif clinique dans le champ de la médecine neurovasculaire : le fait que la prise en charge de l'AVC constitue une priorité de santé publique avec la mise en place de filières spécifiques, de personnels spécialisés/d'espaces dédiés à ces traitements, l'émergence d'une espèce de *segment professionnel* (Bucher et Strauss, 1961) autour de l'AVC... D'où la nécessité de justifier les moyens mobilisés. Quel que soit le niveau technique du service, le contexte institutionnel, l'impératif clinique et la standardisation des procédures renforcent l'évidence de traitement. Ne pas commencer ou arrêter un traitement possible, c'est donc contrevenir à cet impératif. Les services observés suivent donc tous l'impératif clinique en mettant en œuvre un traitement interventionniste de l'AVC.

LE MOMENT DES LIMITATIONS

Dans une telle perspective, les LAT apparaissent comme une exception à « la règle ». Pourquoi les praticiens n'agissent-ils pas alors que l'impératif clinique les y pousse ? Le niveau technique du service est à prendre en compte comme ce qui permet d'envisager une limitation ou un arrêt des traitements. Dans la prise en charge des AVC, l'équipement varie du tout au tout entre des services de gériatrie au personnel non spécialisé en neurologie vasculaire, et des unités de soins intensifs dont la spécialisation et les moyens ont développé les compétences diagnostiques et thérapeutiques. Les possibilités techniques complexifient les pratiques et les prises de décisions, elles multiplient les capacités d'interventions médicales et les points d'option. Plus les services disposent de moyens d'agir, plus ils interviennent au cours des trajectoires et plus ces interventions peuvent être en théorie sujettes à interrogation. L'environnement technique représente un facteur clé pour faire potentiellement d'une limitation un point d'option de trajectoire. S'abstenir d'une réanimation respiratoire n'est envisageable que si le service dispose de la capacité d'intervenir ou de faire intervenir une équipe de réanimation pour les patients les plus graves. Le service Argenson, celui qui a été amené à formaliser la procédure de LAT, est justement doté d'une telle capacité de réanimation cardio-respiratoire. À l'inverse l'idée de limitation ne fait pas partie de l'univers mental des praticiens du service Dizy de neurologie générale qui ne dispose pas de techniques interventionnistes.

D'autre part, nous avons remarqué que les décisions des limitations de traitement sont prises essentiellement à certains moments et non tout au long des trajectoires. En référence aux différents segments que nous avons analysés et décrits, ces moments renvoient d'une part à la fragilisation de l'état clinique et à l'aggravation des trajectoires foudroyantes ou vacillantes. Des limitations peuvent aussi se décider après que les patients ont passé le cap, à un stade plus avancé, quand la trajectoire commence à « traîner » et lorsque les séquelles s'avèrent, selon le terme des professionnels, « catastrophiques ». Selon ces trois types de moments, les LAT ne sont pas de même nature, elles ne se font pas pour les mêmes raisons, elles n'ont pas la même signification pour les membres des services.

Lors de l'aggravation d'une trajectoire foudroyante ou vacillante, il peut apparaître délétère pour les médecins de commencer certaines interventions thérapeutiques qualifiées d'« agressives ». Pour les unités de soins intensifs neurovasculaires que nous avons étudiées, la principale limitation consiste alors à s'abstenir, c'est-à-dire à décider *a priori* de ne pas mettre en œuvre les moyens de réanimation : gestes de ressuscitation cardiopulmonaire, intubation, ventilation artificielle et médicaments amines cardioactives. Nous avons pu observer que cette décision de non-réanimation est une condition de la limitation ou de l'arrêt d'autres traitements. Elle peut alors constituer un point de départ pour une désescalade thérapeutique, c'est-à-dire un enchaînement d'abstentions, de limitations et/ou d'arrêts de traitements. Ainsi, le plus souvent les praticiens décident de ne pas réanimer le patient dont l'état s'aggrave. Puis, si la situation reste très critique ou continue de s'aggraver, quand bien même elle ne nécessite pas de réanimation cardiorespiratoire, il peut alors parfois être décidé de limiter ou d'arrêter certaines thérapeutiques qui avaient été mises en place.

Les traitements devenant inutiles puisque le malade va décéder, les limitations peuvent apparaître comme un moyen de proposer une mort plus acceptable (ne pas prolonger inutilement la vie et les souffrances). Il s'agit alors de « laisser mourir » le patient. Les professionnels considèrent que la personne peut être plus ou moins débarrassée de ses traitements et autres moyens qui la maintiennent artificiellement en vie. Ils s'inscrivent dans l'optique de laisser mourir le patient « naturellement » des suites tout aussi « naturelles » de l'AVC et de limiter les interventions aux soins de confort. Les soignants du service Dizy, lorsqu'ils développent leur conception de l'abstention thérapeutique, notion amenée par le chercheur dans le cours de l'échange, la définissent d'ailleurs en ces termes : « *L'abstention thérapeutique, c'est laisser le patient mourir tranquillement tout en maintenant l'hydratation [sous-cutanée], et un peu d'oxygène si besoin, et encore... on peut se poser la question. Et, si le patient souffre, des traitements pour apaiser la douleur.* »

Un paradigme de « mort naturelle » sous-tend ici les valeurs et les attitudes, même si l'on a vu de très grandes différences d'appréciation et de pratiques entre les services. La mort est considérée comme « naturelle » tant dans son déroulement (présence d'une agonie) que dans ses causes (elle est liée à la maladie et à ses conséquences). La décision est présentée comme une « non-décision » face à la nature et c'est en ce sens que la mort est « naturelle »[2]. Un mauvais « pronostic vital » peut justifier une limitation qui ne fera que devancer une mort inéluctable.

Dans des cas plus rares encore, et c'est le second type de situations, la limitation ou l'arrêt peuvent consister en la suspension de la nutrition artificielle quand le patient a « passé le cap » mais garde des séquelles très sévères de son AVC (état paucirelationnel). À l'exception du service Dizy où ces décisions sont inexistantes, nous avons pu les observer ou nous les faire relater dans les autres services étudiés, mais seulement pour des cas isolés. Une fois que le patient a passé le cap, le fait de ne pas mettre en place de nutrition artificielle apparaît comme le maillon ultime de la désescalade thérapeutique. Il s'agit alors de ne pas faire de gastrostomie ou d'arrêter l'alimentation pour des patients très handicapés. Ces cas sont difficilement vécus par les équipes, en particulier paramédicales. Ils peuvent constituer une source de fortes tensions avec les médecins, surtout quand les patients

---

2. La situation de la médecine neurovasculaire est différente de celle de la réanimation, où les LAT consistent en un abandon de moyens techniques qui maintiennent le corps littéralement hors de la mort en assurant certaines fonctions vitales (respirateur artificiel, drogues cardiotoniques, voire cœur artificiel, rein artificiel). Néanmoins, même dans le contexte de la réanimation, les arrêts de ventilation artificielle sont présentés par les médecins comme un acte visant avant tout à mettre fin à ce qui apparaîtrait comme un « acharnement thérapeutique » si le traitement était poursuivi. Là aussi, la responsabilité est imputée à l'état de santé du malade (et non au geste des médecins) et la mort considérée comme « naturelle ». En fait, c'est un mixte de nature et de technique qui caractérise la mort dans les hôpitaux aujourd'hui : la mort n'est ni « naturelle » ni « artificielle ». Son cours est mis en forme par certaines techniques, au premier rang desquelles les traitements antalgiques qui soulagent le patient si besoin au moment de l'agonie.

sont hospitalisés depuis plusieurs semaines dans des services où la durée de séjour est courte.

L'arrêt ou l'abstention d'un dispositif de nutrition artificielle pose problème aux professionnels, en raison de la symbolique de l'acte. La décision ne correspond pas à la logique d'intervention thérapeutique et, si elle est permise par la loi Leonetti, sa mise en œuvre reste difficile. Elle implique une période plus ou moins longue débouchant sur un décès. Le paradigme de la mort naturelle est plus difficilement compatible avec un tel arrêt et c'est peut-être une raison supplémentaire de sa moindre acceptabilité. Est-ce un geste qui provoque délibérément la mort ou est-ce l'arrêt d'un traitement considéré comme un « acharnement » chez un patient à qui il n'apportera rien de plus ? C'est la question sous-jacente à l'échange suivant dans le service Argenson à propos d'une patiente atteinte d'une maladie d'Alzheimer qui ne se réalimente pas :

Le médecin 1 : « *Mais si on ne fait pas la gastrostomie, c'est dans quelle intentionnalité ?* »

Le médecin 2 (gêné pour répondre) : « *Ce serait de ne pas la prolonger dans cet état [...].* »

Le médecin 1 : « *Parce qui si on ne la met pas, on va la tuer.* »

Déroger à la conduite qui consiste à identifier la « fin de vie », s'organiser et agir afin que le malade puisse être considéré comme mourant de mort « naturelle » ne peut donc se faire qu'exceptionnellement.

QUATRE SERVICES, QUATRE MANIÈRES DE FAIRE

Si les médecins peuvent mettre en œuvre des limitations et arrêts de traitement à différents moments de la trajectoire, les modalités décisionnelles sont très variables entre les services. Ceux-ci diffèrent nettement quant à la prise en charge des situations graves et aux décisions de LAT. Classiquement, la décision médicale est présentée comme un choix rationnel revenant à faire une sélection entre différentes options à la suite d'une évaluation sur des critères cliniques et paracliniques, et au regard des fins qui sont poursuivies. Or le cas des services étudiés nous montre que les décisions observées ne sont pas des processus pleinement rationnels consistant à considérer l'ensemble des options et à choisir la moins mauvaise possible. Les décisions sont prises certes au cas par cas, mais les choix possibles sont structurés par les contextes locaux de travail qui façonnent les processus décisionnels (Gisquet, 2011). Il existe en fait une grande cohérence entre le style de fonctionnement de chaque service et la manière dont est organisé le processus de limitation et arrêt des traitements. Cette cohérence peut être interprétée comme exprimant un positionnement éthique très différent face à une personne victime d'un AVC grave.

Ainsi, le service Argenson accepte l'idée de limiter et de suspendre certains traitements au nom du principe de bienfaisance, même s'il ne souhaite pas assumer une responsabilité directe dans la mort. Il défend une attitude de réflexion sur la pertinence de l'attitude thérapeutique à adopter. Les réunions sont l'occasion de discuter de la poursuite ou de l'arrêt des traitements quand il existe un risque plausible de handicap grave et peu de chances de récupération de la motricité et/ou des capacités intellectuelles. Dès lors que les médecins envisagent ouvertement de ne pas agir alors que l'on pourrait/devrait le faire, il est nécessaire qu'ils puissent exposer aux yeux de tous, ainsi qu'à leurs propres yeux, la problématique et les différentes possibilités d'une situation. Parce que ce choix doit faire l'objet d'une délibération entre différents protagonistes, le processus décisionnel est très formalisé. Les limitations sont vraiment considérées par cette équipe comme des *points d'options de trajectoire* (fenêtre de décision) et font véritablement l'objet de *débats de trajectoire*.

Pour les trois autres services se dessine au contraire comme un « consensus apparent » (Urfalino, 2007). Dans le service Balland, on défend l'idée qu'il est impossible d'assumer explicitement une décision de limitation ou arrêt au nom de la qualité de vie future du patient. Il n'est pas du devoir des médecins ni de leur responsabilité d'endosser une telle décision. Ceux-ci entrevoient la possibilité de limiter ou arrêter les traitements seulement quand le patient est considéré comme étant en « fin de vie ». La définition de la fin de vie concerne ici les derniers mois de vie et non la phase terminale agonique. Car, pour ce service, le risque de sa mission serait de poursuivre les soins intensifs d'un patient très handicapé qui décédera dans les semaines qui suivent. À Champo, la volonté est d'aller jusqu'au bout des thérapeutiques. Là non plus on ne semble pas s'arroger le droit de prendre une décision de limitation et d'arrêt des traitements. La raison réside principalement dans le fait de vouloir donner au patient le maximum de chances de survivre, sans faire intervenir d'éléments « subjectifs » qui pourraient modérer cet activisme. L'équipe médicale reconnaît qu'elle risque de faire survivre un patient qui restera pauci-relationnel, ce qui relève pour elle d'un échec. Dans le service Dizy, l'AVC grave est perçu comme relevant d'une prise en charge « standard » qui n'appelle pas de limitation ou d'arrêt de traitement explicite et qui ne débouchera sur un décès que si le patient doit mourir. Au final, la catégorie « limitation et arrêt de traitement » n'est pas un acte revendiqué ouvertement par ces services, qui ont le sentiment d'être face à un « non-choix », à une fatalité.

Les services se différencient d'abord par les modalités de prises de décision mais aussi par la justification des actes et par le rapport au temps. Se dessinent deux types d'approches. Dans la première approche, commune aux services Dizy, Champo et Balland, la trajectoire est envisagée comme un *continuum* allant de la vie à la mort et les médecins ne discutent pas ouvertement de LAT. Les décisions ou absences de décisions de limitations apparaissent en fait comme des « non-indications » liées à un mauvais pronostic vital. Ici, l'étiquette de « fin de vie » peut être utilisée pour justifier une limitation qui ne dit pas son nom. La focalisation sur les chances de vie ou les risques de décès permet aux praticiens de se dégager de l'impératif clinique, de ne pas faire et de limiter des traitements. Cette « non-indication » est en fait une indication qui relève de l'expertise médicale, ce qui évite d'avoir à discuter ces décisions. Ne pas adresser un patient trop faible à un service de réanimation, ne pas intervenir chirurgicalement pour un œdème trop étendu, cela « va de soi ». Il n'y a pas de choix, pas de décision, juste des faits inéluctables. Ainsi les échanges, quand ils ont lieu entre les médecins, restent-ils cantonnés à des questions médicales d'espérance de vie, ils ne concernent que les patients dont la survie est en jeu.

Le médecin du service Balland s'inscrit dans cette perspective et justifie son attitude par un constat clinique : ce malade va finir par mourir. Il évoque le risque de décès après la sortie de l'USINV. Il déclare ouvertement que le patient est en fin de vie et arrête des traitements « non indiqués ». Ou, pour le dire autrement, ne pas faire est ici « indiqué ». Il reste dans un mode de fonctionnement habituel où la limitation n'est pas discutée. En faisant de sa décision un élément du processus diagnostique répondant à une (non)-indication médicale, *c'est-à-dire relevant de son autonomie thérapeutique*, le médecin rend invisible son rôle et le caractère dérogatoire de ses actes. Ainsi s'arrange-t-il de son rôle dans la dégradation de la situation du patient. Il semble envisager sa décision de limiter comme prise malgré lui, « *parce que de toute façon le patient serait décédé* ». Il ne souhaite pas l'assumer comme faisant partie de ses fonctions ou relevant de son devoir. Les limitations ne sont pas explicitées, pensées et décidées en tant que telles. Elles découlent en quelque sorte logiquement du diagnostic, elles en font même presque partie intégrante. Les décisions de limitation apparaissent intégrées au travail clinique lui-même en tant qu'attitude adaptée à la situation désespérée du patient. Alors même que les décisions peuvent conduire à des « prophéties auto-réalisatrices » et au décès du patient, il semble que le médecin ne le voit pas.

Dans ces trois services, aucune réunion spécifique n'est organisée, le plus souvent parce que les acteurs ne perçoivent pas le choix de ne pas entreprendre. La « non-décision » est alors « prise » au chevet du malade ou à l'occasion des staffs médicaux quotidiens. La situation se résume en termes d'indication thérapeutique sur les gestes et prescriptions à faire ou à ne pas faire au regard de l'état physiologique et des chances de survie du patient. Ce constat permet d'ailleurs d'expliciter, en partie, pourquoi la loi Leonetti n'est pas toujours appliquée. En effet, cette loi recommande le respect de certains principes, comme la collégialité (la consultation de praticiens extérieurs) pour garantir la rigueur d'un processus décisionnel de limitation ou arrêt de traitement. S'ils ne sont pas toujours appliqués, c'est parfois parce que les acteurs ne se représentent tout simplement pas ce qu'ils font comme un processus décisionnel.

Dans cette approche centrée sur des « indications/non-indications » liées au pronostic vital, seule est prise en considération l'espérance de vie du patient, aucune réflexion explicite n'est menée concernant d'autres aspects comme la « qualité de vie » future. Un signe en est que dans ces trois services la place des proches dans la décision est très relative. La famille est souvent posée en victime par l'équipe, ce qui réduit sa marge d'action et sa participation aux processus de décisions. Le travail relationnel vise essentiellement à les convaincre du caractère gravissime de la situation et à s'assurer que cette conviction est bien acquise par la famille dans un contexte médical par ailleurs fortement dominé par l'incertitude. La « pédagogie de la gravité » constitue au fond une manière de gérer des fins de trajectoires très précaires. En effet, ce travail d'information et de conviction constitue une condition *sine qua non* pour que les proches adhèrent – implicitement – à la logique des médecins. Leur avis sur ce qu'aurait souhaité le patient n'est pas recueilli lorsque les médecins sont intimement convaincus du bien-fondé d'une limitation ou d'un arrêt des traitements[3].

Or les pratiques du dernier service décrit, le service Argenson, sont très différentes. Ce service met en œuvre des LAT comme un choix conscient, formalisé et ouvert, notamment vis-à-vis de la famille. Il n'agit pas seulement selon une logique thérapeutique (impératif clinique accompagné d'une mise à l'écart des proches), même s'il s'inscrit lui aussi dans une pédagogie de la gravité. Outre l'intérêt porté à l'avis de la famille, sa manière de faire au cours des trajectoires vacillantes dénote une autre logique décentrée du seul pronostic vital (même si celui-ci rentre en jeu) et attentive au « pronostic fonctionnel » de l'AVC. Le choix fait l'objet d'une discussion entre différents protagonistes professionnels. Qu'est-ce qui caractérise cette autre manière de faire ?

LES LIMITATIONS
COMME FRUIT D'UNE DÉLIBÉRATION MULTIDIMENSIONNELLE

Cette attitude relève d'une logique qui ne répond plus exclusivement à l'indication médicale et que nous pouvons appeler ici une logique de délibération éthique. Celle-ci dépend de plusieurs conditions permettant en quelque sorte d'ouvrir une brèche dans le *continuum* vie/mort, de s'extraire de l'impératif clinique et de la stricte indication médicale liée aux chances de survie. Si l'on spécifie les pratiques de limitations de ce service, on peut

---

3. Les travaux déjà cités menés en réanimation et en néonatalogie (Gisquet, 2008 ; Kentish-Barnes, 2010) ont montré que pour autant les proches souhaitent rarement être investis dans une décision si difficile. Ils soulignent aussi qu'une participation des usagers très limitée n'exclut pas certaines formes de coopération permettant aux médecins de s'ajuster à leurs attentes.

caractériser les traits de cette nouvelle modalité de la logique d'intervention thérapeutique. Comment construire des limitations comme un choix professionnel conscient et assumé ? C'est ce que nous allons voir maintenant.

Premier point, ouvrir la question de la gravité et du pronostic est une condition pour mettre en discussion la conduite orientée vers l'action par l'impératif clinique. Dans le cas d'une trajectoire vacillante, la temporalité est celle de l'urgence médicale centrée sur la survie à court terme et caractéristique des épisodes graves de la phase aiguë de maladie (Mino, 2005). Face à l'incertitude d'une période agitée et avant que le malade puisse « passer un cap », la trajectoire risque de basculer rapidement. L'intervention médicale consiste à mettre en œuvre un travail diagnostique continu et à ajuster les examens et les traitements du patient à l'évolution immédiate. La situation future est alors mise entre parenthèses avec une fermeture de l'horizon temporel du fait de la gravité de l'état de santé actuel et de l'incertitude de l'évolution. Le cadre de la réanimation et des soins intensifs s'inscrit dans le court terme. Les problèmes actuels président aux décisions. Dans ce contexte, la logique de délibération éthique demande d'instaurer un nouveau rapport au temps qui se déplace du court au moyen/long terme.

Cette perspective implique un véritable travail de projection de trajectoire mené dans le service Argenson et pas dans les autres services observés. En effet, pour s'interroger sur les pratiques lors d'une trajectoire vacillante, engager une réanimation ou diminuer une ventilation artificielle, il est indispensable de mettre en question le futur. Les médecins replacent en perspective la conduite thérapeutique actuelle avec le devenir du malade. D'où l'importance du travail de pronostication, d'évaluation des séquelles potentielles, bref de l'interrogation sur la gravité de l'AVC. La pronostication fait l'objet d'une véritable réflexion et d'un travail de recherche au sein de ce service, y compris en dehors des réunions collégiales. On a pu voir qu'elle est essentiellement du ressort des médecins puisque ce sont eux qui maîtrisent l'interprétation de la gravité des lésions, l'évaluation des troubles moteurs et cognitifs en résultant, le déroulement des examens complémentaires et l'estimation des probabilités de récupération.

À partir de l'ouverture de la question pronostique, les médecins s'interrogent donc sur la conduite thérapeutique à adopter dans certains cas particuliers. Mais il ne s'agit pas tant du pronostic vital à court terme que du pronostic fonctionnel à moyen terme lorsqu'il existe chez les patients les plus âgés un risque de handicap important. Dans ces cas-là, il apparaîtrait délétère d'enclencher certaines interventions thérapeutiques qualifiées d'« agressives » pour un patient risquant des séquelles lourdes. Au fil des réunions collectives se dessine une économie de la limitation de traitement selon le type de handicap et l'âge du malade : plus le malade est jeune et en bonne santé, plus il faut que handicap estimé soit lourd pour engager une limitation.

ÉVITER « L'ACHARNEMENT »

Si le processus de discussion en équipe ressortit à un argumentaire médico-social, l'accord des proches s'inscrit dans un cadre de justification morale. Le point de vue de la famille est souvent formulé, dans les discours et dans les écrits des médecins du service Argenson, en termes d'opposition à la ventilation, aux traitements « *agressifs* » et à « *l'acharnement thérapeutique* » qui renvoient au risque de disproportion entre les moyens mobilisés et les résultats attendus. En effet, pour le grand public comme pour les professionnels, « l'acharnement », c'est-à-dire l'obstination à vouloir traiter et faire vivre un malade envers et contre tout, est l'archétype d'un mauvais traitement. Pour remettre en question les routines et ne plus suivre l'impératif clinique comme impératif moral, il est nécessaire de trouver des arguments moraux pesant d'un poids plus lourd. L'acharnement représente justement, tant dans les discussions au sein de l'équipe qu'avec les familles, un argument relevant d'une justification morale qui permet bien souvent d'obtenir leur assentiment à la décision (Gisquet, 2006, 2009). Ce recours au registre moral est la deuxième caractéristique de la logique de délibération.

Alors que la logique d'intervention thérapeutique selon « l'indication médicale » prend sa source morale dans un impératif technique (« agis pour améliorer la situation du malade si tu peux le faire techniquement »), la délibération éthique renvoie à un autre fondement moral qui est l'impératif hippocratique : ne pas nuire au patient (*primum non nocere*). Ce qui est mis en cause, ce n'est plus le mauvais médecin qui n'agit pas alors qu'il le pourrait pour éviter une « perte de chance » mais le mauvais traitement, invasif, agressif car à l'origine de conditions de vie négatives pour le malade. Au devoir d'intervenir et à l'espoir d'une vie sauve répond le devoir de ne pas rajouter de la souffrance au malheur en usant de moyens disproportionnés au vu des résultats possibles.

Néanmoins, le contenu de cette catégorie générale de l'« acharnement thérapeutique » varie en fonction du type d'acteurs et du contexte des services. Ainsi, dans le contexte peu technicisé du service de neurologie générale Dizy, le jugement des médecins ne repose pas sur une évaluation de l'intervention au vu de la situation clinique mais plutôt sur l'aspect a priori invasif ou non des actes. Si le traitement est standard, la question n'effleure même pas l'esprit des praticiens : il n'y a pas de risque d'acharnement thérapeutique. Le caractère standard des thérapeutiques et leur degré de « routinisation », l'aspect apparemment faiblement invasif, jouent un grand rôle dans leur continuation ou leur mise en route dans les situations graves. Pour les paramédicaux de ce service, au contraire, l'acharnement renvoie à la poursuite de ces traitements standards alors même qu'ils considèrent qu'il n'y a plus rien à en attendre et que la mort est inévitable. La catégorie « acharnement » peut ainsi servir aux soignants pour dénoncer *le caractère disproportionné* des soins entrepris par les médecins auprès des malades.

On observe le même raisonnement dans le contexte hypertechnicisé du service Argenson. C'est bien le caractère proportionné ou non des soins, la mise en relation d'un cas et d'un contexte, qui fait l'acharnement. Ce n'est pas l'idée d'entreprendre et/ou de poursuivre des traitements perçus a priori comme intensifs voire agressifs (nous sommes en soins intensifs). Si pour les professionnels la situation du patient relève effectivement de la réanimation, il n'y aura pas d'acharnement. Le caractère routinier de ces moyens d'interventions hypertechniques fait que ce sont pour eux des traitements habituels, « standards » pourrait-on dire.

Inscrire les limitations dans la stratégie thérapeutique

Dans le cas des abstentions, la délibération telle que nous l'avons observée dans ce service s'inscrit dans la continuité de la logique de l'intervention thérapeutique. C'est sa troisième caractéristique. La décision ne suit pas un changement de logique des soins passant d'une approche « curative active » à une approche « palliative pure » où les traitements seraient limités ou arrêtés à l'aune d'un décès attendu. Si la délibération permet de sérier ce que l'on ne fera pas en cas d'aggravation de la situation du patient, pour le reste la conduite est habituelle, relevant d'une logique d'intervention thérapeutique.

Pour ne pas considérer la décision de limitation comme un renoncement ou comme une inaction voire comme un abandon du malade, le service réaffirme donc sa volonté d'agir en recourant à la notion de « traitement optimal » inscrite dans le dossier après la discussion collective. Ainsi, pour un patient encombré du fait d'une infection pulmonaire, on n'aura pas recours à la réanimation respiratoire et à la ventilation artificielle mais on mettra tout en œuvre pour combattre et éradiquer l'infection (en l'occurrence un traitement antibiotique accompagné si nécessaire de prélèvements bactériens) comme le dit le médecin senior : « [Avec] *les antibiotiques par contre oui bien sûr, on est dans une prise en charge médicale optimale* ».

Par l'emploi du qualificatif « optimal », il s'agit de (se) montrer que l'on *fait* quelque chose, qui n'est pas de l'ordre du « maximal » (car il y a une décision de limitation) ni non plus du « minimal » (malgré justement la limitation). On manifeste dans ce service la volonté d'une « proportionnalité des soins ». Cette expression, à coloration tant morale que médicale, sert à justifier que la prise en charge est « juste », éthiquement et médicalement, car adaptée à la situation du patient, ni excessive, ni insuffisante[4]. Il y a du point de vue des praticiens de ce service ni acharnement ni abandon, seulement la volonté de ne pas être à l'origine d'une situation

---

4. Ce n'est pas le cas pour l'arrêt de traitement et des dispositifs de nutrition artificielle. Si la décision peut se justifier moralement par le refus d'un acharnement, d'un « gavage » de personnes dont l'état de santé est très dégradé, elle est plus difficilement présentable comme s'inscrivant dans le cadre d'un « traitement optimal ».

délétère en outrepassant les limites d'une intervention médicale
« raisonnable ».

L'interrogation et la délibération relèvent donc tout à la fois
d'une forte rationalité médicale (il faut juger médicalement la
situation et le pronostic) et d'une rationalité éthique (la discussion engage des valeurs sur l'acceptabilité d'une vie malade et
sur la définition de soins qui ne verseraient pas dans « l'acharnement »). Si dans tous les services observés on peut considérer
que les médecins agissent *grosso modo* en congruence avec ce
que prescrit formellement la loi, seuls ceux du service Argenson
considèrent l'abstention selon une véritable stratégique thérapeutique. Les LAT représentent de véritables points de séquence de
trajectoire et sont l'occasion de moments de délibération sur l'attitude à adopter.

UN JUGEMENT MORAL ET UNE ÉTHIQUE DU « MOINDRE MAL »

Ce processus s'inscrit dans une perspective de délibération
éthique, c'est-à-dire où est posée collectivement la question de
savoir ce qu'il serait « bon » de faire tant pour les professionnels
que pour le patient et ses proches. L'appétence pour les questions
éthiques et la réflexivité sur les pratiques de la part du médecin
responsable de ce service est une singularité que nous avons
pointée. Elle souligne l'intérêt voire la nécessité d'une formation à
ces enjeux qui reste aujourd'hui encore balbutiante dans le cadre
des études médicales (Lefève et Mino, 2010).

Néanmoins, plutôt qu'une inclination pour le « bon », ce
processus de décision dans un tel contexte dramatique relève
d'une aversion pour le « mal ». Il s'agit de savoir comment faire
le « moindre mal » (*primum non nocere*) et de justifier au nom
des conséquences délétères des traitements une limitation alors
même que le malade peut en mourir. Pour ceci, à côté des aspects
médicaux qui la fondent, la prise de décision suit un processus
social de légitimation reposant sur deux conditions :
– pouvoir dessiner une image péjorative de l'avenir du malade ;
– présenter le point de vue de la famille comme le rejet d'un
« acharnement ».
Là apparaît la dimension morale, ou du moins, si le bien-
fondé de la décision est médical (ce malade risque d'être atteint

neurologiquement de manière irrémédiable), la justification est
in fine d'ordre moral. Recourir au registre de « l'acharnement »,
c'est sous-entendre que ne pas s'abstenir provoquerait un mal.
L'argumentation doit donc insister sur le mal fait par la médecine
en permettant la survie du malade dans de telles conditions.

Le qualificatif d'« acharnement » apparaît bien d'après nos
observations comme le fruit d'un jugement moral. Il résulte d'une
évaluation faite soit négativement pour dénoncer des pratiques,
en particulier lorsque les moyens semblent outrepasser les fins
et que, risquant de se retourner contre leur bénéficiaire, ils en
deviennent délétères ; soit positivement pour justifier une prise
de décision de limitation. Décider après une discussion en équipe
de limiter ou d'arrêter les traitements représente un travail non
négligeable (un certain nombre de réunions n'ont d'ailleurs pas
lieu par manque de temps ou de disponibilité des médecins ou
de l'équipe de soins palliatifs) et augmente la possibilité que des
positions divergentes s'expriment. Si les réunions spécifiques ne
sont pas exemptes de risques de tensions, elles permettent le
plus souvent de parvenir à un consensus autour de la justification
de la décision et ainsi de se soulager collectivement du poids de
sa responsabilité morale (Gisquet, 2011). Par ailleurs, en inscrivant
à l'issue de la réunion dans le dossier médical le « refus d'acharnement » de la famille, les médecins enregistrent son accord d'un
point de vue légal, et confortent aussi la limitation à leurs yeux et
à ceux de l'équipe.

Une question de responsabilité

Qu'engage pour les médecins une telle manière de décider
de ne pas faire ? La partition entre action médicale et action de
la nature est fondamentale pour savoir sur qui porte la responsabilité du décès (comme le montrent Seymour, 2000, et Slomka,
1992, en réanimation). Que le cours de la maladie soit fatal
malgré les efforts de la médecine ou que la médecine s'arrête,
le malade mourra de « mort naturelle » c'est-à-dire avant tout
de sa maladie ou de ses conséquences La logique d'intervention thérapeutique et le cadre conceptuel de la « mort naturelle »
représentent le contexte idéologique partagé de la médecine.
Et ce, bien que la mort ne soit plus depuis longtemps uniquement liée à la « nature ». Dans le cadre de la mort naturelle, la

responsabilité du décès est imputée au corps du malade et non au corps médical. La nature reste le grand principe régulateur de la médecine, de la vie et de la mort, même si dans les faits c'est une nature entièrement modulée par des techniques de soins. Celles-ci peuvent s'interrompre et justement laisser la « nature » reprendre ses droits, même si à nouveau c'est suite à une action médiatisée par l'homme.

Les modalités de la prise de décision dans le service Argenson sont très différentes de celles des autres services. Elles soumettent les limitations de traitement (auparavant exclusivement médicales et individuelles) à un processus assumé, collectif et public. Cela revient à sortir de la situation habituelle où la prise de décision de limitation est invisible. On a vu que certaines conditions caractérisaient le processus : évaluer la gravité, ouvrir la question pronostique, poser l'enjeu d'une mauvaise qualité de vie, formuler la poursuite des traitements comme un « acharnement », invoquer un avis de la famille justifiant en partie la limitation. Néanmoins, cette décision reste un acte médical élaboré sur des arguments neurologiques. Les médecins sont au cœur de ce processus qui concerne leur responsabilité thérapeutique. Eux seuls évaluent le pronostic, décident de la tenue des réunions, de l'argumentation et de la prise de décision, eux seuls argumentent lors des discussions avec les proches.

Ce qui spécifie le caractère médical de l'acte, c'est non seulement la nature du geste (l'action médicale qui n'aura pas lieu ou sera modulée) mais c'est surtout la formalisation du travail de décision. Selon la division classique du travail de soin, les médecins décident, même si en l'occurrence ils associent les membres de l'équipe soignante aux discussions. In fine, c'est le médecin senior qui inscrit dans le dossier la décision d'une limitation sous la forme d'une conduite « optimale ». Abstentions, arrêts ou limitations apparaissent non pas comme un renoncement mais bien comme part d'une stratégie thérapeutique selon le paradigme plus large d'activité médicale. Les professionnels réaffirment que, hors la limitation justifiée par le non-acharnement, ils continuent de traiter comme d'habitude.

Abstentions, arrêts ou limitations relèvent de décisions inexistantes ou invisibles ailleurs. Comme l'abstention de réanimation dans le service de neurologie générale Dizy, ces actes sont impensés et restent « en creux ». Lorsqu'ils sont explicites et assumés, ils peuvent apparaître comme un « plein ». Le cadre de l'action, l'impératif de faire quelque chose, dominent la médecine, et l'absence d'action devient une forme d'action à partir du moment où elle est pensée, décidée et assumée en tant que telle par les médecins. Elle peut alors s'inscrire dans une stratégie thérapeutique globale en sortant de la routine, de l'automatisme (où elle disparaissait), pour en quelque sorte devenir explicite, en « ouvrant » et « dépliant » la situation, en en posant les alternatives. Pour envisager l'abstention comme une action, comme une autre stratégie et pas seulement comme un arrêt de prise en charge, il est nécessaire de décider (de ne pas faire), donc de spécifier le caractère médical de l'acte non seulement par le geste (l'action) mais aussi et surtout par la décision.

L'application de la loi Leonetti sur le « laisser mourir » ouvre donc un pan de travail qui n'existait pas dans les services hospitaliers. On peut alors assimiler ces limitations à une véritable catégorie du travail médical avec des « indications », des modalités de prise de décision et de mise en œuvre, des effets secondaires, des effets bénéfiques, un coût moral, etc. Il est d'ailleurs intéressant d'observer que les discussions du service Argenson se sont systématisées au fur et à mesure des réunions et du cumul d'expérience. Nous avons pu voir certaines jurisprudences s'établir, des indications se préciser qui faisaient qu'avec le temps les abstentions de ventilation lors des séquences vacillantes et traînantes se décidaient d'une façon plus assurée augurant d'une certaine systématisation des pratiques.

Mais décider implique des conséquences. Jusqu'à la mise en place de ces réunions (et dans les autres services) le décès représentait avant tout la suite logique de l'impossibilité de maîtriser la maladie. On ne l'envisageait pas comme pouvant être le dénouement d'un processus décisionnel. Dans le service Argenson, les professionnels qui y participent ont maintenant ouvertement conscience que limiter peut déboucher sur la mort, même si celle-ci reste liée à l'évolution morbide. Pour eux, là où avant le corps échappait en quelque sorte à la médecine malgré les soins, ils décident qu'il vaut mieux ne pas en faire plus et même parfois en faire moins. Lorsqu'ils décident ouvertement des LAT, les médecins du service Argenson se retrouvent à accepter mais aussi à « gérer », au moins partiellement, le processus du mourir.

L'une des conséquences importantes est que les praticiens doivent porter la responsabilité de leurs décisions et le poids de leurs conséquences. Comment voient-ils les choses ? Ils disent « assumer leurs responsabilités », c'est-à-dire qu'ils considèrent pouvoir répondre de leurs actes, médicalement, moralement et juridiquement. C'est d'autant plus vrai dans ce service que le processus est organisé afin de correspondre aux dispositions de la loi. Mais, si les médecins peuvent assumer leurs responsabilités, il reste que la forte incertitude qui nimbe l'évolution du patient, les conséquences de telles décisions, les risques de désaccord au sein de l'équipe et les relations avec les familles pèsent d'un lourd poids, moral et émotionnel. Les limitations et arrêts restent (avec la thrombolyse des cas limites) parmi les décisions les plus difficiles à prendre pour eux, car elles engagent la vie et la mort des patients.

Sans provoquer la mort, limiter revient à accepter l'inévitable mais aussi à pouvoir apparaître comme agissant (au moins par omission) dans le processus fatal et ainsi à porter de nouvelles responsabilités. Dans le paradigme de la mort naturelle, l'inéluctabilité de la mort est bien ce qui échappe à la médecine, ce en quoi elle est autant une fatalité, un destin, qu'un échec professionnel. En décidant de décider, en parlant ouvertement des abstentions, limitations et arrêt de traitement, les médecins se retrouvent à accepter mais aussi à devoir jouer un rôle explicite dans le processus du mourir. Celui-ci n'est plus ni un échec ni une fatalité mais le dénouement assumé d'une prise en charge. Néanmoins, s'ils sont ouvertement prêts à ne pas engager ou même à arrêter certains soins sous certaines conditions et au nom du mal qui pourrait en résulter, pour eux la mort reste « naturelle » en ce sens qu'elle est provoquée par la maladie et/ou ses conséquences. Pour reprendre la perspective d'Anselm Strauss, ici la médecine « met en forme » la trajectoire de mort, elle ne la provoque pas directement.

Si le processus de fin de vie peut encore apparaître comme « naturel », la mort n'est plus considérée comme une fatalité échappant aux hommes. *Plus exactement il s'agit d'appliquer le cadre formalisé et explicite d'un processus de décision à une situation qui pourrait déboucher sur la mort.* L'officialisation des LAT, et en particulier des arrêts de traitements, bouleverse les conceptions habituelles : la mort n'échappe plus à la médecine, celle-ci l'accompagne et en module la temporalité. En faisant entrer une *fatalité* dans le cercle de la décision, les professionnels, les médecins en premier lieu, doivent l'envisager comme possiblement liée à leurs actes. C'est le tournant majeur occasionné par la formalisation de la délibération autour des LAT : intervenir sciemment dans un processus fatal (aux deux sens du mot : létal et relevant du destin) et de ce fait porter une part de responsabilité du tragique.

Décider ouvertement revient à porter la responsabilité d'une fatalité qu'il faut assumer alors que justement la mort est ce qui échappe (sauf à la provoquer). Ce fait est la conséquence inattendue d'une évolution destinée justement à permettre à la médecine de se retirer, sans retarder artificiellement la mort ni la provoquer. Avec la reconnaissance des limitations et des arrêts de traitement, la mort est néanmoins en train de devenir de manière ouverte un objet de travail et donc une nouvelle responsabilité pour les praticiens. Ainsi, en faisant entrer une fatalité dans un processus de décision, le domaine d'intervention médicale s'étend de la lutte contre la mort à la mise en forme de la fin de vie, ce qui revient paradoxalement à étendre le contrôle de la médecine - ou plutôt le simulacre d'un contrôle - sur la mort. Ces changements paradoxaux sont liés à l'émergence du modèle des soins palliatifs et de l'accompagnement pourtant bien difficile à appliquer ici.

LES SOINS PALLIATIFS ET LA PHASE AIGUË DES AVC GRAVES

Ces observations soulignent les enjeux de la diffusion du modèle des soins palliatifs dans les services hospitaliers. Ce modèle, tel qu'il a été pensé à partir de la prise en charge du cancer et du développement des unités de soins palliatifs, apparaît plus difficile à mettre en œuvre lors de la phase aiguë des AVC. Dans les soins des personnes atteintes de cancer, le développement des soins palliatifs a abouti à la mise en forme du segment final de la trajectoire de maladie au travers d'une phase particulière. Le fait que le malade soit « en soins palliatifs » peut être entendu tout à la fois comme une phase d'échappement de la maladie aux traitements anti-cancéreux et comme la mise en place d'une démarche de soins spécifique à cette étape, ces deux sens étant intrinsèquement liés (Mino et Fournier, 2008). Débouchant sur la mort, cette phase débute pour les médecins avec la définition de la situation comme incurable, le plus souvent progressivement, par micro-étapes et petits pas. Ce constat d'incurabilité justifie *in fine* un arrêt des traitements cancérologiques, suivi ou non du passage des personnes malades dans une unité spécialisée en soins palliatifs (USP). Une telle structure permet d'accueillir ces patients, de mettre en œuvre spécifiquement des soins antalgiques et symptomatiques, et d'accompagner émotionnellement les personnes et leur entourage jusqu'à la mort. Le passage en USP manifeste le moment d'une bascule entre trajectoire de maladie et trajectoire de mort.

Néanmoins, dans les faits, il n'est souvent pas possible d'adresser le patient à une USP, en particulier du fait de considérations pratiques et/ou institutionnelles, liées au manque de place. Cette impossibilité d'un transfert est aussi due aux particularités de certains types de trajectoires de mort (patients atteints de maladies chroniques, cardiovasculaires, dégénératives, et/ou liées au grand âge, pour lesquels le pronostic ou l'incurabilité sont difficiles à évaluer et qui sont rarement acceptés dans les USP). Plus largement, la volonté des pouvoirs publics est de faire en sorte que les services eux-mêmes puissent mettre en place des soins palliatifs suite à la diffusion d'une « démarche palliative » dans tout le système de santé (Mino et Frattini, 2007). Dans le contexte hospitalier, le passage d'une étape de traitement à une étape de soins palliatifs purs n'est pourtant pas toujours évident. Parfois, il n'existe tout simplement pas (absence de mise en œuvre de soins palliatifs), d'autres fois il n'est pas vraiment clair, donnant lieu à des chevauchements de logique entre perspective curative et perspective de palliation (Vassy et Couilliot, 2011), d'autres fois encore il a lieu au tout dernier moment, tout juste avant le décès. Ce passage peut aussi être difficile à opérer en pratique, les médecins ne sachant pas forcément comment agir, surtout si la mort se fait attendre. Ainsi, dans bien des cas de maladies, les trajectoires ne répondent pas aux attendus des soins palliatifs sur le modèle de la trajectoire du cancer.

C'est le cas de la phase aiguë de l'AVC. Même si l'AVC peut survenir dans le cours d'une trajectoire de maladie chronique, il s'installe de manière inattendue. C'est un « accident » (d'où le nom d'« attaque cérébrale ») caractérisé par une double *incertitude* :
–   dans les premiers jours, incertitude sur la survenue possible d'un décès à court terme et sur la réversibilité du risque vital. La première mission des USINV est d'empêcher un tel décès

et de diminuer le taux de mortalité et de morbidité à la phase aiguë ;
– avec le risque de décès coexiste l'incertitude de l'atteinte fonctionnelle à moyen/long terme. Favoriser la récupération est la seconde mission des services grâce à la prise en charge des troubles de la phase aiguë et à un début de rééducation précoce.

À la différence de ce qui se passe pour les AVC, il n'y a en cancérologie aucune réversibilité possible du processus de mort même si son délai est incertain. Or ce n'est qu'une fois la fin de vie pronostiquée et la perspective de la mort posée que la phase des soins palliatifs est envisagée. En conséquence, la logique thérapeutique active des UNV et la grande incertitude qui caractérise l'état des personnes atteintes d'AVC graves empêchent l'ouverture d'une telle phase. En effet, le premier type de trajectoire, foudroyante, n'en laisse pour ainsi dire pas le temps puisque le décès survient très rapidement, au bout de quelques heures, le temps pour les médecins d'objectiver que le patient s'engage bien vers la mort. Les soins palliatifs ne peuvent alors être mis en œuvre (quand ils le sont) que comme des soins terminaux. Le changement de logique doit avoir lieu sans tarder puisque le décès survient très rapidement. Lorsque le patient est considéré comme étant « en fin de vie », il apparaît d'ailleurs très souvent une sorte de flottement entre l'approche curative et l'approche palliative. Faut-il démarrer une antibiothérapie ou la nutrition artificielle au nom du confort du patient ? Cela ne contribuera-t-il pas à prolonger inutilement ses souffrances et celles de ces proches ? Ces questions sont récurrentes et cela dans l'ensemble des services étudiés.

Lorsque la trajectoire est vacillante, la logique d'intervention thérapeutique domine. En phase vacillante, il est difficile de parler de soins palliatifs puisque l'enjeu est de traiter le malade et de lui faire « passer le cap », quels que soit le contexte organisationnel et les moyens disponibles (soins intensifs ou traitements standards). Si jamais la situation s'aggrave, la mort survient rapidement comme dans le cas de la trajectoire foudroyante. Dans le cas d'une mort proche, des décisions d'abstention et de LAT peuvent être prises, comme on l'a vu, de manière très différenciée selon les services. Le service Argenson le fait souvent avec l'aide de l'équipe mobile de soins palliatifs. Les médecins et les infirmières sont attentifs tout au long de la trajectoire aux symptômes d'inconfort, et la fin de vie s'inscrit dans la continuité de cette approche. En cas d'aggravation, une forme d'adaptation du modèle des soins palliatifs (abstention, confort, accompagnement, refus de l'euthanasie) est mise en œuvre et portée par toute l'équipe. Les infirmières y puisent fierté et satisfaction au travail.

Dans les autres services, les médecins décident seuls, ne discutent pas de la stratégie avec les infirmières. Ils alternent selon le lieu entre laisser mourir le malade, accélérer le décès ou continuer le traitement jusqu'au bout[5]. Les infirmières sont insatisfaites du flou qui règne dans les pratiques et s'interrogent pour savoir si le confort du malade est assuré. Elles ne participent aux décisions médicales que de façon marginale et aimeraient pouvoir bénéficier de plus d'échanges au moment de leur mise en acte. Elles questionnent les modalités d'application des décisions et évoquent du bout des lèvres, sous le vocable d'« acharnement » ou d'« euthanasie déguisée », d'« euthanasie passive », des flous ou des incohérences des prises en charge. Si elles ne sont qu'informées des décisions, les infirmières souhaitent occuper une place privilégiée dans ces soins. Le fait qu'une phase de soins palliatifs soit parfois mal identifiée ne leur permet pas d'occuper cette place. Elles sont attentives à ce qu'on « lève le pied » clairement afin d'éviter aux patients examens et traitements qui pourraient selon elles renforcer leur inconfort. Il peut en résulter comme une « souffrance éthique » liée au décalage entre leurs aspirations/missions/valeurs et des soins de fin de vie n'intégrant pas ouvertement leur préoccupation de confort.

De fortes tensions peuvent advenir et les relations devenir conflictuelles avec les médecins lorsque les infirmières reprochent la poursuite d'une logique d'intervention thérapeutique. C'est à l'occasion de ces conflits latents que le service Balland peut

---

5. À côté des limitations, la prise en charge de la « fin de vie » diffère aussi selon les équipes. Elle est escamotée dans le service Champo où la prescription d'une dose massive d'antalgiques peut précipiter le décès. Elle est relativement longue pour le service Balland puisque très vite le chef de service pose l'étiquette « fin de vie ». Dans ces deux services, l'approche palliative consiste essentiellement à traiter la douleur par l'administration de substances médicamenteuses après que la famille a été informée de la fin de vie. Quant au service Dizy, si les soignants s'inscrivent dans une logique de soins de confort, les médecins restent orientés avant tout vers la prescription thérapeutique habituelle.

recourir à l'équipe mobile de soins palliatifs. Celle-ci est souvent appelée à se prononcer sur un registre technique, sur le fait que les prescriptions permettent bien de garantir le confort du malade. Dans le service Dizy, à partir du moment où les médecins appellent l'équipe de soins palliatifs, ils lui délèguent la prise en charge thérapeutique, dont les LAT. Quant au service Champo, il n'existe pas d'équipe mobile de soins palliatifs dans l'établissement, et ces questions sont absentes des préoccupations des médecins. Ainsi, il apparaît qu'indépendamment des prises de décision et de l'articulation entre logique thérapeutique et logique de l'accompagnement, lorsque les soins en fin de vie sont véritablement considérés et mis en actes comme l'une des missions du service, alors les soignants peuvent investir pleinement le rôle qu'ils souhaitent occuper. Pour cela, la logique d'accompagnement doit être partagée avec l'équipe médicale, même si ce sont bien les soignants qui *in fine* la mettent en pratique.

CONCLUSION

PENSER LA GRAVITÉ DES AVC
POUR MIEUX SOIGNER
ET ORGANISER LA PRISE EN CHARGE

LES LAT EN MÉDECINE NEUROVASCULAIRE

La médecine tend habituellement tous ses efforts vers le maintien de la vie, d'où le sentiment possible d'un échec au moment du décès. Une telle conception d'« extraterritorialité » de la mort, comme phénomène n'ayant pas sa place en médecine, peut être à son paroxysme dans le milieu des soins intensifs et de la réanimation. Aujourd'hui avec la reconnaissance officielle et l'encadrement légal récent des LAT, la mort n'échappe plus systématiquement à la médecine. Les limitations et arrêts de traitement en fin de vie font entrer une fatalité dans le champ de la décision. En tant qu'actes médicaux, les LAT impliquent la responsabilité des praticiens : la mort peut devenir l'une des suites d'une décision médicale.

Les LAT sont apparues dans le débat public aux États-Unis dans les années 1970 à partir de controverses médiatico-juridiques autour de cas d'excès de réanimation et à la demande de certaines familles que l'on laisse mourir leur proche sous assistance respiratoire. Outre-Atlantique, dans un pays où le coût de la médecine pose bien souvent problème, ces débats ont été associés à l'idée de « futilité » (*futility*) des traitements, c'est-à-dire à un engagement inutile de moyens thérapeutiques. Ils ont été connus et diffusés dans le monde entier par une littérature savante dominée par les publications nord-américaines.

Parallèlement s'est développé un mouvement professionnel et social visant à accompagner la fin de la vie de personnes atteintes de cancer. La formalisation du modèle des soins palliatifs a facilité l'amendement de la souffrance terminale. Ces nouvelles pratiques ont émergé en France dans les années 1980. Il s'agissait, sans s'acharner ni provoquer la mort, de permettre une mort moins douloureuse, moins médicalisée, resocialisée. À la même époque s'élevaient dans les pays occidentaux une revendication au droit à la mort volontaire (*requested death*) et une controverse publique autour de « l'euthanasie ».

C'est à l'intersection de ces trois sphères (le débat autour de l'euthanasie, la possibilité de décider de LAT et le développement des soins palliatifs) que se sont nouées dans notre pays les délibérations précédant la loi du 22 avril 2005 dite « Leonetti ». Cette loi procède aussi des transformations récentes du statut des patients et de l'émergence de la figure de l'usager en santé, des évolutions de la relation médecin-malade et de la relative crise de confiance vis-à-vis de l'institution médicale. Les dispositions de la loi visent à pouvoir articuler droits des patients, limitations des traitements et démarche palliative. Ainsi « l'obstination déraisonnable » est-elle proscrite et les patients ont maintenant le droit de refuser les traitements, même si cela peut leur être fatal. Les médecins peuvent limiter ou arrêter des thérapeutiques vitales. En fin de vie, ils doivent avant tout soulager les souffrances.

Les limitations sont issues du domaine de la réanimation et ont surgi aux États-Unis avec les débats des années 1970. Dans notre pays, des décisions et des actes de limitation et d'arrêt ont été pratiquées dès les années 1970 et 1980 (Rapin, 1980), notamment dans le champ néonatal (Paillet, 2007 ; Gisquet, 2006). Leur formalisation se cantonne pour le moment essentiellement à la réanimation (Kentish-Barnes, 2008), domaine où cette catégorie prend une forme particulière, la logique dominante étant celle de la réanimation d'attente consistant à aller très loin dans l'interventionnisme quitte à faire machine arrière. Dans le champ des spécialités médicales, l'idée de limitation est discutée aujourd'hui surtout en cancérologie avec l'arrêt de la chimiothérapie en phase terminale. Dans les autres spécialités, la réflexion professionnelle

reste encore balbutiante, ce qui ne veut pas dire que des médecins ne limitent pas quotidiennement des traitements mais ils le
font le plus souvent de manière implicite et non formalisée.

La conception des LAT peut-elle s'appliquer au domaine des
AVC ? Nous avons pu examiner certaines pratiques de limitation
mal connues en médecine neurovasculaire qui vont à rebours
de l'activisme médical revendiqué : les médecins peuvent être
amenés à ralentir, s'abstenir ou arrêter certains traitements qu'ils
mettraient en œuvre habituellement. Surtout il apparaît que les
dynamiques de soins auprès des patients atteints d'AVC graves
et en fin de vie sont extrêmement hétérogènes entre les services,
elles dépendent du contexte organisationnel propre (niveau de
spécialisation de l'unité, équipement matériel, organisation du
travail et de la collaboration professionnelle) et de conditions
idéologiques (normes et valeurs portées par l'équipe, points de
vue des différentes catégories professionnelles quant au sens
des soins, sensibilisation de l'équipe médicale aux questions de
nature éthique et légale en lien avec ces situations limites).

Ce sont les mots mêmes, et la manière de concevoir l'AVC
grave (ou de ne pas en faire une catégorie) et d'envisager une
conduite spécifique, qui varient entre les services. Les médecins seniors jouent un rôle crucial dans la façon dont ces décisions sont prises. Leurs modalités dépendent de l'organisation
des services et des conceptions du traitement des AVC graves. Il
existe *grosso modo* deux manières de faire. Des médecins (ceux
des trois premiers services Dizy, Champo, Balland) inscrivent les
limitations dans le *continuum* même de la trajectoire de maladie
comme une attitude adaptée à une situation grave de fin de vie.
La poursuite ou non des soins actifs relève d'une justification
de nature médicale. Il vaut mieux limiter les traitements, car le
risque vital est en train de se réaliser. Les questions relatives à
la conduite à adopter ne sont pas négociées au sein de l'équipe
et peuvent être l'objet de dissensions latentes. Les critères des
médecins restent implicites tant en termes de choix des situations
que de jugement pronostique.

Si limiter est un impensé renvoyant à la face cachée de l'activité, aux cas échappant au traitement et aux situations de fin de vie,
ceci est en partie dû au fait que le pronostic vital et/ou fonctionnel
ne fait pas l'objet d'une réflexion et d'une discussion explicite

et spécifique. La gravité ne faisant pas l'objet d'une conduite réfléchie, les pratiques dépendent des habitudes. Pour leur part, les praticiens du service Argenson souhaitent anticiper une aggravation, ceci leur permettant d'ouvrir un espace de délibération. Les éléments examinés ne relèvent alors pas tant du risque vital que des conséquences possibles de l'AVC en termes de handicap. La possibilité d'une aggravation est ici l'occasion de poser ouvertement la question de la gravité neurologique et de la conduite en cas de complication. Comme dans les autres services, les décisions s'inscrivent dans la logique classique d'intervention médicale dans le sens où les médecins ajustent le traitement à l'état du patient mais ici ils cherchent à endiguer les excès possibles des conduites systématiques de l'impératif thérapeutique.

Poser la question du pronostic fonctionnel et des séquelles place la discussion sur un autre plan que technique. La conduite ne s'énonce plus seulement en termes d'indications et de non-indications. Elle soulève le problème du résultat de l'action médicale pour la vie du patient. Les médecins élargissent leurs réflexions à la situation future du patient dénommée « projet de vie » qu'ils mettent en regard avec son état de santé actuel. Ils posent ainsi la question de la finalité et du sens - tout à la fois orientation et signification - de la conduite thérapeutique. On perçoit tout l'intérêt mais aussi la complexité d'une telle médecine cherchant à penser et à fixer ses propres limites, à concilier exercice de la technique et « prudence » pratique (*phronesis*) au sens aristotélicien du terme.

Ce qui différencie ces deux types de manières de faire est tout à la fois leur rapport au temps et les éléments considérés comme problématiques : « constat d'une fin de vie *versus* anticipation d'une complication » tout d'abord, « risque vital *versus* gravité fonctionnelle » ensuite, « état clinique actuel *versus* qualité de vie future » enfin. Par ailleurs, dans le premier cas de figure, le raisonnement reste en apparence cantonné au savoir médical et à la compétence des praticiens. Se limiter à une indication clinique permet de se prémunir d'une prise de décision difficile et en même temps de rester attentif à la singularité des aspects biomédicaux[1]. Alors

1. Même lorsque les médecins des trois premiers services raisonnent en termes d'indications et de risque vital, même lorsqu'ils ne formalisent pas ouvertement l'abstention dans le cadre d'une stratégie globale, ils semblent agir ou plutôt ils justifient d'agir dans la perspective d'éviter une action médicale vaine. Ils rejettent

que dans le second cas, dans le service Argenson, les arguments relèvent des dimensions médicales, sociales et familiales, ils sont mis en forme et discutés ouvertement avec d'autres professionnels, certains échangés avec la famille, même si la décision, explicite, relève bien *in fine* des médecins.

De telles différences entre les services dénotent le fait qu'aujourd'hui la prise en charge des situations les plus graves en médecine neurovasculaire reste en friche. Leur existence confirme que la pratique médicale quotidienne est bien plus complexe que ne le laisserait penser l'idée de l'application systématique de protocoles thérapeutiques de référence. Alors que, du fait des différentes actions des pouvoirs publics, les conduites sont relativement unifiées entre services spécialisés et que cela apparaît comme une garantie de qualité des soins, ce pan du travail, essentiel pour les personnes les plus atteintes, leurs proches mais aussi pour les professionnels, est foncièrement méconnu et non formalisé. Parfois il semble même inexistant et relever principalement du libre arbitre voire d'un arbitraire : cette activité non standardisée est gérée très souvent isolément par les médecins. Bref, il ressort de notre observation que les limitations, bien qu'elles soient pratiquées régulièrement, sont aujourd'hui largement impensées. Elles représentent une *terra incognita* des pratiques.

Autre constat, dans tous les services, compte tenu de l'extrême gravité de leur état, les patients ne sont généralement pas (ou très peu) en capacité de négocier les soins prodigués (faible niveau de conscience, aphasie, etc.). En outre, les ressources légales permettant de pallier ou compenser – tout au moins en partie – cette situation sont encore relativement absentes. Pour diverses raisons, tenant à l'organisation des services ou encore au caractère brutal de l'AVC, les principes édictés par les lois relatives aux droits des malades peinent à être mis en œuvre (directives anticipées, désignation de la personne de confiance, recours à la collégialité, etc.). Il importe cependant de préciser que ce constat n'est pas exclusif aux terrains sur lesquels ont porté nos investigations puisque d'une manière générale « les prescriptions légales entourant ces décisions [médicales] ne sont pas

---

ce qui pourrait apparaître *in fine* comme un « acharnement thérapeutique » selon des critères biomédicaux.

encore totalement connues ou respectées [...] ; la rédaction par les patients de directives anticipées, proposées par la loi Leonetti pour que les soignants prennent en compte leurs souhaits, reste en pratique très rare » (Pennec *et al.*, 2012). Dans ce contexte, les décisions prises (entreprendre, poursuivre, infléchir ou suspendre telle ou telle thérapie, tel ou tel soin) résultent essentiellement des interactions entre professionnels et plus rarement des interactions entre professionnels et proches du malade.

QUELLES PRATIQUES AUPRÈS DES PERSONNES ATTEINTES PAR UN AVC GRAVE ?

Dans une perspective médicale, l'AVC « grave » est envisagé comme une entité nosologique anatomo-pathologique particulière et péjorative. Les formes emblématiques et habituellement citées dans la littérature savante d'un tel type d'AVC sont l'occlusion du tronc basilaire (risque de *locked-in-syndrom*) et l'infarctus sylvien malin. Selon notre perspective empirique liée à l'observation des pratiques, l'AVC grave devrait être vu différemment, non pas seulement comme une entité anatomo-clinique mais surtout comme un type de *situation* concrète caractérisée par une atteinte cérébrale importante et des troubles moteurs et/ou de conscience correspondant à un score NIHSS élevé. Notre recherche et l'analyse en termes de trajectoire de maladie, c'est-à-dire en termes d'évolution sous un angle phénoménologique et organisationnel, ont permis de révéler une autre conception possible de la notion d'AVC grave. Nous avons pu clarifier le fait que ce que les médecins considèrent comme des situations graves renvoie sur le terrain à différents segments de trajectoire au cours desquels peut se poser la question des LAT.

In fine, on peut caractériser deux types de situations d'AVC graves en fonction du type de patient, de l'évolution et de l'espérance de vie. D'une part, il y a les personnes qui étaient en relative bonne santé jusque-là et/ou considérées comme « jeunes » par les professionnels (c'est-à-dire jusqu'à une soixantaine d'années). Chez ces patients qui peuvent présenter une hémorragie ou une ischémie massive, un œdème malin, un *locked-in-syndrom*, se pose la question de l'importance et du vécu des séquelles puisque certains d'entre eux pourront vivre de nombreuses années avec un handicap, ce qui suscite tous les débats possibles

autour de la « qualité de vie », du *disability paradox* et de l'acceptabilité personnelle, familiale, sociale du handicap. D'autre part,
il y a le cas des personnes très âgées et/ou déjà atteintes d'un
handicap ou de maladies chroniques graves. La perspective d'un
très lourd handicap n'est alors sans doute pas à envisager de la
même manière. *Et ce sont les cas que nous avons observés le
plus souvent.*

Le cas de l'AVC grave dans les services est avant tout représenté par les patients âgés dont l'état de santé est souvent déjà
très fragilisé[2]. Une fois passé le cap, ces personnes auront une
espérance de vie plus réduite, de quelques semaines à quelques
mois. La situation de tels patients âgés est donc caractérisée
d'une part par le handicap lourd et d'autre part par une faible
espérance de vie. Leur état nécessite des soins de confort importants. Ces personnes et leurs proches risquent de ne pas avoir le
temps de faire le deuil de l'état de santé antérieur et éventuelle-
ment de réévaluer plus positivement les nouvelles conditions de
vie avec un lourd handicap. Ainsi, le médecin du service Balland,
même s'il ne veut pas discuter ouvertement de la qualité de vie
future, quand il identifie bien ce type de patients d'un point de vue
clinique, il « lève le pied ». C'est ce qu'il fait avec Monsieur E., âgé
de 85 ans, en déclarant que « *c'est une fin de vie* ». Même s'il ne
raisonne qu'en termes d'indications thérapeutiques, même s'il ne
réfléchit que sur un plan médical, et même s'il ne formalise pas
l'abstention comme une stratégie thérapeutique, c'est pour lui
une manière d'exprimer la futilité de l'intervention chez ce type de
patients. Bien que ceux-ci ne soient pas considérés comme étant
à l'agonie et qu'ils ne meurent pas à la phase aiguë de l'AVC,
*leur pronostic de vie est limité et ils sont atteints d'une patho-
logie grave et incurable dont les conséquences sont mortelles.* En
d'autres mots, leur état de santé relève manifestement d'un cadre
de soins palliatifs.

Quelle approche serait la plus pertinente auprès de ces
patients ? Comment agir au mieux ? Pour certaines personnes
gravement atteintes, notamment pour les plus âgées, garantir la
qualité des soins requiert plutôt l'orientation vers une démarche

2. Comme on l'a souligné, les risques d'AVC augmentent fortement avec le
grand âge (plus de 50 % des AVC surviennent chez les personnes de 75 ans et plus),
et les risques de décéder suite à l'accident croissent également avec l'âge.

palliative que des soins intensifs. Cela pourrait se faire soit avant l'admission dans les unités de soins intensifs, soit une fois que le malade a été admis en UNV lorsque l'on s'aperçoit qu'il ne passera pas le cap ou qu'il est trop gravement atteint. Une telle sélection (habituelle en réanimation et en soins intensifs) ne peut être éthiquement acceptable que si ce non-accès fait suite à une évaluation clinique globale par un médecin expérimenté et surtout n'obéit pas à un principe de stigmatisation liée par exemple à la seule limite d'âge ou à tout autre caractère médical ou social. Elle doit répondre aux besoins du patient dont on juge qu'il relève d'une démarche palliative parce que les soins intensifs sont jugés délétères. Ou, pour le dire autrement, admettre ces patients en soins intensifs, ce serait les exposer à un risque structurel d'intervention invasive et prolonger leurs souffrances avant la mort. Le choix de ne pas les admettre en UNV engage alors à développer des soins palliatifs pour les AVC graves (AVC représentant, nous le rappelons, la troisième cause de décès en France). Nous entendons ici la démarche palliative comme une démarche active et spécifique et non pas comme une médecine au rabais, mise en œuvre avec des moyens réduits. De tels soins devraient exister dans tous les lieux qui accueillent régulièrement ces patients, que ce soit en service de neurologie, de gériatrie, de soins de suite ou de médecine.

Cette sélection destinée à éviter l'acharnement thérapeutique chez des personnes gravement atteintes va de pair avec le fait que, malgré le principe d'égalité d'accès aux UNV pour tous les AVC, principe affiché par les pouvoirs publics, seule une petite minorité de personnes atteintes est traitée dans les UNV (moins d'un quart[3]). Ainsi ces soins sont-ils de fait le fruit d'un triage implicite ou explicite des patients (Crozier, 2014) sans qu'on sache au nom de quoi il se fait. L'intention d'éviter un acharnement si elle s'accompagne de soins palliatifs de qualité pourrait être considérée comme un critère positif et non comme une stigmatisation. *Ce processus ne correspond pas à un rationnement des traitements mais bien plutôt à une orientation vers des soins adaptés aux besoins de la personne et de ses proches.* Le travail du sociologue américain Steven Timmermans (1998) a montré comment

---

3. Les UNV n'accueillaient en 2009 qu'à peine 20 % des personnes présentant un AVC. Par contraste, cela veut dire que l'immense majorité des personnes sont soignées dans d'autres services.

les interventions en urgence pouvaient être mises à profit pour accompagner selon une telle démarche la personne malade et son entourage au moment du décès.

Lorsque les patients ont été admis en soins intensifs avec une atteinte neurologique très grave et/ou laissant augurer qu'ils ne passeront pas le cap, la mise en place de réflexions et de procédures sur les LAT et les AVC graves apparaît indispensable. Dans ce champ, c'est tant en termes de formation et de réflexion éthique, de recherche sur les pratiques et de projets d'amélioration de la qualité des soins qu'il y a à faire. Puisque pour l'instant quasiment rien n'existe encore explicitement dans ce domaine. La question relève là aussi d'un objet clinique et médical à étudier (la prise en charge des AVC graves), de repères décisionnels à organiser en s'appuyant sur l'encadrement juridique et d'une formalisation de la réflexion sur les pratiques. Le cas de la réflexion du service Argenson serait intéressant à développer, notamment la notion de « traitement optimal » permettant une approche graduée en fonction de l'état de gravité du malade. Les instances de la médecine neurovasculaire, segment professionnel en plein développement, ont sans doute un rôle à jouer dans la structuration des pratiques et des modes d'organisation.

UNE NÉCESSAIRE ÉVOLUTION DE LA MÉDECINE

Dans un contexte de vieillissement de la population française, ces nouvelles trajectoires de maladie et de fin de vie résultent – en grande partie – de la médicalisation récente de l'AVC, elle-même consécutive à des choix de nature politique. Ces choix ont conduit à prolonger les phases terminales de certaines trajectoires graves et par là à mettre en visibilité les limites des soins instaurés dans ces circonstances. Ces trajectoires tendent à devenir de plus en plus fréquentes dans la mesure où les risques d'AVC s'accroissent fortement aux âges les plus avancés et où ils sont souvent traités dans des filières spécialisées en aval desquelles se trouvent les unités de soins intensifs. Ces situations d'AVC graves chez les personnes âgées recèlent des enjeux majeurs tant en termes cliniques qu'en termes de santé publique. En termes cliniques, l'intervention neurovasculaire engage les malades ainsi que leur famille dans un processus de soins hospitaliers spécialisés. C'est sur ces personnes malades, âgées et très âgées, que plane principalement le spectre de « l'acharnement thérapeutique ». En termes de santé publique, la décision de développer les UNV en France est justifiée au nom de la possibilité de diminuer le handicap et la mortalité. Face au coût des AVC, les membres de l'Office parlementaire d'évaluation des politiques de santé semblent escompter faire des économies, notamment sur la filière de rééducation, en faisant baisser le nombre de patients dépendants (Bardet, 2007 p. 68). Ce schéma théorique est à nuancer par le fait que les personnes atteintes d'un handicap survivant après la phase aiguë sont plus nombreuses que si l'on n'avait pas traité les patients intensivement[4].

En effet, de telles interventions prolongent les trajectoires d'accidents vasculaires cérébraux ainsi que celles de nombreuses maladies chroniques à l'origine de tels accidents. Si la médecine neurovasculaire permet de limiter en partie la gravité des conséquences et des séquelles de la maladie, ce qui est essentiel pour les personnes atteintes et leur entourage, elle ne guérit pas la plupart des AVC et ne les fera pas disparaître pour autant. Au contraire, elle permet à de plus en plus de personnes atteintes de vivre plus longtemps. Bien qu'elle réussisse à sauver une partie des patients, elle ne peut ensuite empêcher la dégradation de leur état de santé. Ainsi, de nombreuses vieilles personnes victimes d'un AVC grave ont très peu de chance de connaître une amélioration notable de leur état et encore moins d'en guérir complètement. Les nouveaux modes de prise en charge, rendus possibles grâce à un certain nombre d'évolutions médico-techniques (banalisation de la thrombolyse, recours à des dispositifs perfectionnés de surveillance clinique, etc.), ont donc plutôt contribué à complexifier les trajectoires de maladie.

Pour le dire autrement, notre médecine, par la nature de ses moyens thérapeutiques, ne contribue pas à faire disparaître les

---

4. Suite aux différents plans des pouvoirs publics, le secteur hospitalier s'est doté d'un nombre croissant d'unités de soins intensifs neurovasculaires. Elles permettent à certaines des personnes âgées et très âgées gravement atteintes de « passer le cap » et de survivre alors que sinon elles seraient mortes de leur AVC. Dans les études, si la *proportion* de patients dépendants ou en institution ne semble pas augmenter suite à un passage en service neurovasculaire, le *nombre absolu* de personnes handicapées et nécessitant une rééducation augmentera nécessairement du fait de la croissance du nombre d'AVC *mais aussi* de la baisse de la mortalité en phase aiguë.

maladies. Au contraire, elle est à l'origine de l'augmentation en valeur absolue du nombre de personnes malades et handicapées, et bien souvent son action a pour conséquence de médicaliser le temps qu'il reste à vivre. L'idée de lutte pour l'éradication de la maladie, si présente dans le discours public, n'est pas de mise avec le vieillissement de la population. Ainsi, la médecine crée elle-même de nouvelles trajectoires de maladie et de fin de vie qui viennent remettre en question les modèles dominants de pratique ainsi que les modes d'exercice du soin. C'est cela qui reste absent des discours médicaux et politiques, et pose par ailleurs la question de l'acceptabilité des personnes âgées, très malades et/ou handicapées dans notre société, et celle des moyens permettant leur soin et leur meilleure insertion possible.

Ces faits ne sont pas un échec mais une conséquence de l'application des moyens thérapeutiques contemporains dans un pays vieillissant. Nous devons en tirer les leçons en termes cliniques, en termes de ressources et d'organisation des soins, en adaptant notamment l'hôpital, les soins à domicile, la médecine à ces nouveaux profils de patients, âgés et très malades. Il est impensable de ne pas dispenser des soins au motif que ces personnes malades ne guériront pas, mais leurs soins doivent être appropriés, c'est-à-dire adaptés aux situations les plus graves. C'est cet enjeu crucial que la médecine neurovasculaire mais aussi les autres services concernés ainsi que les spécialistes de soins palliatifs ont dès aujourd'hui à prendre à bras-le-corps pour infléchir nos modes d'organisation sanitaire.

On le voit : ces types de pathologies et de handicaps posent la question de l'attitude de la médecine dans le cadre du grand âge. Ces trajectoires peuvent être qualifiées d'*hybrides* dans le sens où elles sont le produit de l'imbrication de maladies chroniques et de maladies aiguës. Les AVC graves s'inscrivent préalablement dans des trajectoires de maladies chroniques. Dans un contexte de relative maîtrise de la mortalité due à ces affections, les individus vivent de plus en plus longtemps avec leurs maladies chroniques et en meurent plus tardivement. Ce « tassement des maladies chroniques » (Picheral, 1989) s'est accompagné d'un changement de paradigme médical : la quête de la guérison a laissé place à la gestion de la maladie (Herzlich, Pierret, 1991). Ces évolutions épidémiologiques ont également débouché sur un ajustement du modèle de soins : la relation soignant-soigné est

devenue plus ouverte, et le patient, jusqu'alors objet d'un traitement relativement court, s'est transformé en un sujet de soins en
lien avec la figure idéale du malade « autonome » ou « autosoi-
gnant » (Douguet, 2004).

Dans ces configurations de maladie, les trajectoires de fin
de vie sont généralement fluctuantes : celles-ci sont faites de
multiples alternances entre des phases de crise, d'aggravation,
de stabilisation, d'amélioration momentanée, de « passages de
cap », de dégradation lente, etc. Quoi qu'il en soit, il s'agit de
malades dont la médecine sait et reconnaît qu'ils ne guériront
pas. À l'inverse, la prise en charge à la phase aiguë de l'AVC grave
relève plus du modèle de la guérison que de celui de la gestion de
la maladie. En raison probablement du caractère brutal de l'événement, son traitement s'inscrit dans une conception nettement
plus curatrice de la médecine. En dépit du caractère *in fine* incurable de ces états, la logique de l'intervention thérapeutique (re)
prend le pas sur la logique de gestion de la maladie en visant à
limiter l'aggravation de l'état de santé. Cette tendance est sans
doute accentuée par le fait que les traitements sont menés dans
un contexte de soins qui incite à l'action médicale. Or ces modes
de prise en charge active génèrent une forme de *chronicisation* de
ces états graves, c'est-à-dire qu'ils participent à l'installation de
problèmes de santé aigus à moyen et long terme.

Les trajectoires de fin de vie de ces malades s'avèrent tout
aussi problématiques. Les pratiques médicales instaurées dans
ces contextes conduisent à renforcer la vulnérabilité de ces
personnes et à fragiliser plus encore leur état clinique. *In fine,* ce
modèle d'intervention médicale contribue à « la durée prolongée
de la mort prochaine » (Pennec, 2004). À l'instar d'autres spécialités médicales se dotant de dispositifs de soins intensifs, la
neurologie est en effet de plus en plus confrontée à la fin de vie
et à la mort, en particulier à des âges avancés. Sur ce point,
les données épidémiologiques les plus récentes indiquent que
la proportion de décès ayant lieu à l'hôpital atteint son maximum
pour les maladies cérébro-vasculaires et soulignent par là même
la forte médicalisation de la fin de vie pour ce type de pathologies
(Gisquet *et al.,* 2012). Sauf au service Argenson qui fait exception, les praticiens observés se questionnent peu explicitement
sur les soins entrepris auprès des malades âgés victimes d'AVC
massifs.

En effet, bien que dits « en fin de vie », ces malades sont difficilement considérés et soignés comme tels. Si les professionnels admettent que ceux-ci ont désormais une espérance de vie réduite avec séquelles et/ou handicaps, il s'avère en revanche difficile de se confronter au spectre de la mort et d'agir en conséquence. Mis en difficulté dans la définition même des pratiques face à ce type de *situations limites*, les professionnels tentent d'élaborer des manières de faire, plus ou moins collégialement. Comme ici, « de nouvelles normalisations des conduites se construisent, afin de réguler les manières de faire au travers de médiations et formes de ritualisations cherchant à réduire les zones et les temps d'incertitude » (Pennec, Le Borgne-Uguen, Douguet, 2014, p. 19).

Compte tenu de la précarité de son état clinique, le patient lui-même est rarement en capacité de négocier les conditions et les modalités de sa prise en charge. L'entourage n'est pas non plus partie prenante de ces décisions, ni d'ailleurs peut être enclin à y participer, comme l'ont déjà souligné plusieurs enquêtes en réanimation (celles de Kentish-Barnes, 2008 ; Gisquet, 2008 ; et Legrand, 2010). Ces décisions demeurent portées et assumées par les médecins seniors. Si de leur côté les paramédicaux peuvent interroger les pratiques des neurologues et émettre des doutes à leur propos, il n'en demeure pas moins que les médecins restent décideurs des soins et ce jusqu'au stade ultime des trajectoires (Kentish-Barnes, 2008).

Dans ces conditions, les soins palliatifs ne sont instaurés – lorsqu'ils le sont – que pour accompagner la phase terminale de ces trajectoires, celle qui conduit assurément au décès du patient. D'une manière générale, on a pu observer que ces soins peinaient à être mis en place en amont du parcours du malade (Commission de réflexion sur la fin de vie en France, 2012). Ceux-ci ne peuvent être envisagés par les professionnels qu'une fois la mort clairement pronostiquée, en l'occurrence au stade ultime de la trajectoire. La conception des soins palliatifs reste celle relevée dans les services d'urgence qui, bien que régulièrement confrontés à la mort, n'envisagent pas les situations de fin de vie. Celles-ci demeurent de l'ordre de l'impensé (Leboul, 2006 ; Couilliot *et al.*, 2012). Dans les unités neurovasculaires comme dans les services d'urgence, cette conception est équivalente « à celle qui prédominait au tout début du mouvement des soins palliatifs, à savoir leur assignation comme soins de la phase terminale de la maladie »

(Leboul *et al.*, 2005 : 175). Comme au temps des débuts des soins palliatifs, l'accent est mis sur la dimension technique de soins qui permettent de soulager la douleur.

Cette conception restrictive de la médecine palliative n'autorise pas à penser les soins de fin de vie en lien avec l'état clinique durablement grave et inguérissable du malade. On a vu les difficultés voire l'impossibilité d'identifier dans les trajectoires foudroyantes et vacillantes une phase palliative de la maladie. De même, cette conception restrictive empêche d'envisager ouvertement les soins palliatifs alors même que l'activité de soin quotidienne s'efforce d'articuler un travail médical avec un travail d'accompagnement visant à réduire l'inconfort physique et moral du patient. Pour autant, un tel travail de confort et d'humanisation du soin n'est pas équivalent à une logique palliative « pure » à l'œuvre dans d'autres contextes (Legrand, 2013). Ces constats témoignent de la difficulté pour les équipes professionnelles à reconnaître le caractère incurable de la maladie, y compris dans le cadre de trajectoires traînantes. Ils montrent les limites du modèle de la guérison dans ces contextes de maladie mais aussi du modèle des soins palliatifs tel qu'il a été développé jusqu'à aujourd'hui. Ce qui conduit à souligner l'inadéquation des modes d'action médicale et la nécessité de l'ajustement des pratiques.

Les trajectoires hybrides requièrent une (r)évolution des pratiques médicales et soignantes. Ainsi, plus que du modèle de décision issu de la technique interventionniste et de la réanimation, la réflexion en médecine neurovasculaire pourrait s'inspirer des pratiques d'approche globale issues de la gériatrie. Et pour les patients gravement atteints qui ont passé le cap et dont la trajectoire est traînante en unité neurovasculaire ou dans un autre service, il serait nécessaire de déployer des soins spécifiques à l'intersection du curatif et du palliatif. La chronicisation et la précarisation des situations pathologiques graves demandent de traiter, soutenir et accompagner la personne concernée en vue de l'aider à vivre « avec » sa maladie et de veiller à la qualité de sa vie. Cela fait écho au modèle de gestion de la maladie chronique dans lequel le patient apprend à vivre au quotidien « avec » sa maladie chronique en composant avec les restrictions, les contraintes que celle-ci lui impose. En particulier, lorsque la trajectoire s'aggrave drastiquement, il s'agit aussi de pouvoir décider quoi faire et ne pas faire.

Cette adaptation passe par la nécessité de ne pas s'inscrire dans l'optique de chercher à « guérir » mais d'accepter ouvertement le caractère incurable de la maladie tout comme le caractère inéluctable de la mort à venir, sans que cela soit synonyme de baisser les bras. Ces situations invitent à penser conjointement les dimensions aiguës et chroniques, curatives et palliatives, de ces trajectoires hybrides afin d'envisager des modalités de prise en charge plus appropriées. Au-delà, il s'agit aussi de redonner du sens aux pratiques des professionnels œuvrant dans ces contextes, notamment en favorisant les formes de coopération entre les professionnels médicaux et paramédicaux propices à des modes d'actions communs et cohérents. Cette approche mixte, curative *et* palliative, palliative *et* curative, de soins techniques *et* d'accompagnement, adaptée à l'incurabilité chronique des pathologies chez des personnes gravement malades mais qui ne vont pas décéder rapidement de leur maladie, nous l'avons dénommée ailleurs « une médecine de l'incurable » (Mino, Frattini et Fournier, 2008). L'expression est sans doute provocatrice, et elle l'est volontairement, pour stimuler une réflexion et amener les professionnels à regarder différemment de telles situations.

De nouvelles pratiques doivent donc être explicitées et mises en œuvre en vue de revaloriser la fonction soignante de la médecine (Mol, 2009 ; Marin, 2014), en contrepoint et en complément du modèle dominant, aigu et technologique. Le concept du « Soin », est envisagé ici non pas comme un domaine particulier de l'activité des infirmières ou des aides-soignantes, mais comme un paradigme d'action médicale et paramédicale tant technique qu'éthique, social et politique mis en œuvre dans une visée de traitement et d'apaisement, de compréhension et de soutien, d'aide à la vie malade (Benaroyo et coll., 2010). Pour être vue comme positive, la formalisation d'une telle approche devra sans doute insister sur cette notion du « Soin » : « médecine soignante », « soin médical », « clinique soignante »… Quel qu'en soit le nom, c'est une médecine indispensable pour le futur.

BIBLIOGRAPHIE

Albrecht G. L., Devlieger P. J., « The disability paradox : high quality of life against all odds », *Social Science & Medicine*, 1999, 48 : 977-988.

Arborio A.-M., « L'observation directe en sociologie : quelques réflexions méthodologiques à propos de travaux de recherches sur le terrain hospitalier», *Recherche en soins infirmiers*, n° 90, 2007 : 26-34.

Bardet J., *Rapport sur la prise en charge précoce des accidents vasculaires cérébraux*, Office parlementaire d'évaluation des politiques de santé, 2007.

Baszanger I., « Les chantiers d'un interactionniste américain », *in* Strauss A., *La Trame de la négociation. Sociologie qualitative et interactionnisme*, Paris, L'Harmattan, 1992 : 11-63.

Becker H. S., *Outsiders. Études de sociologie de la déviance,* Paris, Métailié, 1985 : 201-234.

Benaroyo L., Lefève C., Mino J.-C., Worms F. (dir.), *La Philosophie du soin*, Paris, Presses Universitaires de France (PUF), 2010.

Blumer H., *Symbolic interactionism: Perspective and Method*, Englewood Cliffs, NJ, Prentice Hall, 1969.

Bucher R., Strauss A., « La dynamique des professions », *in* Strauss A, *La Trame de la négociation. Sociologie qualitative et interactionnisme*, Paris, L'Harmattan, 1992 : 67-86.

Couilliot M.-F., Leboul D., Douguet F., 2012, « Palliative care in emergency departments: an impossible challenge ? », *European Journal of Emergency Medicine,* 19(6) : 405-407.

Commission de réflexion sur la fin de vie en France, *Penser solidairement la fin de vie*, rapport au président de la République, décembre 2012.

Cretin É., « Ni morte ni vivante : les soignants face à la personne en état végétatif chronique et à sa famille », *in* Schepens F. (dir.), *Les Soignants et la mort*, Toulouse, érès, coll. « Clinique du travail », 2013 : 31-44.

Crozier S., « Accès aux soins spécialisés des accidents vasculaires cérébraux. Approche éthique du rationnement et du triage », *in* Lachenal G., Lefève C. et Nguyen V.-K., *La Médecine du tri. Histoire, éthique, anthropologie*, Paris, PUF, 2014 : 281-298.

Crozier S., « Enjeux éthiques des limitations et arrêts de traitements à la phase aiguë des accidents vasculaires cérébraux graves », *Presse médicale*, 2012, 41 : 525-531.

De Perreti C. et coll., « Personnes hospitalisées pour accident vasculaire cérébral en France, tendances 2008-2012 », *Bulletin épidémiologique hebdomadaire*, 2012, n° 10-11.

Dodier N., *L'Expertise médicale*, Paris, Métailié, 1993.

Douguet F., *De la passivité à la gestion active du traitement de sa maladie. Le cas des malades rénaux chroniques*, Paris, L'Harmattan, 2000.

Douguet F., « L'ajustement des normes mobilisées par les professionnels de santé à l'égard des personnes souffrant d'insuffisance rénale », *in* Schweyer F.-X., Pennec S., Cresson G., Bouchayer F. (dir.), *Normes et valeurs dans le champ de la santé*, Rennes, Éditions de l'ENSP, 2004 : 185-196.

Douguet F., 2011, « La sociologie et son rapport à l'image dans le champ de la santé », *in* Douguet F., Fillaut T., Schweyer F.-X. (dir.), *Image et santé : matériaux, outils, usages*, Rennes, Presses de l'EHESP : 29-44.

Drulhe M., 2010, « Fin de vie : le cycle de la mort ordinaire », *in* Drulhe M., Sicot F. (dir.), *La Santé à cœur ouvert. Sociologie du bien-être, de la maladie et du soin*, Toulouse, Presses Universitaires du Mirail : 577-277.

Fery Lemonier É., *La Prévention et la prise en charge des AVC en France*, Rapport à Mme la ministre de la Santé et des Sports, juin 2009.

Foucault M., *Naissance de la clinique*, Paris, Presses Universitaires de France, 1963.

Fox R., *L'Incertitude médicale*, Paris, L'Harmattan, 1988.

Fox R., Swazey J., *The Courage to Fail: a Social View of Organs Transplants and Dialysis*, Chicago, Chicago University Press, 1974.

Gisquet E., « Vers une réelle ingérence des profanes ? Le mythe de la décision médicale partagée à travers le cas des décisions d'arrêt de vie en réanimation néonatale », *Recherches familiales*, 2006, n° 3 : 61-73.

Gisquet E., *Vivre et mourir en réanimation néonatale. Les processus décisionnels en contexte de choix dramatique*, Paris, l'Harmattan, 2008.

Gisquet E., « Accompagner les familles pour promouvoir leur participation aux décisions médicales », *Global Health Policy*, 2009, 16(3) : 76-84.

Gisquet E., « Cas de conscience et loyauté du chercheur face à des terrains émotionnellement difficiles », *Éthique publique*, 2010, vol. 12, n° 1 : 165-178.

Gisquet E., Friedberg E., « End of life decisions: Tragic Choices in Neo-Natalogy », *Alter. European Journal of Disability Research*, février 2011, vol. 5, n° 1 : 26-36.

Gisquet E., Aouba A., Aubry R., Jougla E., Rey G., « Où meurt-on en France ? Analyse des certificats de décès (1993-2008) », *Bulletin épidémiologique hebdomadaire*, 2012, 48 : 547-552.

Glaser B. G., Strauss A. L., *Awareness of Dying*, New York, Aldine Publishing Company, 1965.

Glaser B. G., Strauss A. L., *Time for Dying*, New York, Aldine Publishing Company, 1967.

Haut Comité de la santé publique, *Proposition pour l'évaluation de l'impact du plan d'actions national accidents vasculaires cérébraux 2010-2014*, mars 2013.

Herzlich C., Pierret J., *Malades d'hier, malade d'aujourd'hui. De la mort collective au devoir de guérison*, Paris, Payot, 1991 : 312 p.

Kentish-Barnes N., *Mourir à l'hôpital*, Paris, Seuil, 2008.

Leboul D., Couillot M.-F., Douguet F., *Mourir aux urgences. Étude des pratiques de soins et d'accompagnement du malade en fin de vie et de sa famille dans un service d'urgences, représentations des soins palliatifs chez les soignants et rapport subjectif au travail*, 2005, UBO-Éthique, professionnalisme et santé (ERCS A02), UBO-ARS (EA 3149), Université Paris XIII-CRESP.

Leboul D., « Mourir aux urgences : la conception des soins palliatifs et de l'accompagnement », *Les Cahiers de l'ARS*, 2006,
n° 3 : 205-226.

Le Breton D., *Anthropologie du corps et modernité*, Paris, PUF,
2013.

Lefève C., Mino J.-C., « Former de vrais thérapeutes. La place des
sciences humaines et sociales dans les études de médecine »,
revue *Études*, 2011, 4142 : 187-198.

Legrand E., « Quand la réanimation échoue : l'expérience des
familles », *Sciences sociales et santé*, 2010, 28 : 43-70.

Legrand E., *Servir sans guérir. Médecine palliative en équipe
mobile*, Paris, Éditions de l'EHESS, 2013.

Leplège A., « Réflexions sur la mesure de la qualité de vie en
cancérologie », *in* Le Corroller-Soriano A.-G., Malavolti L.,
Mermilliod C., *La Vie deux ans après le diagnostic d'un cancer*,
Paris, La Documentation française 2006 : 195-202.

Lert F., Marne M.-J., « Les soignants face à la mort des patients
atteints du sida », *Sociologie du travail,* 1993, 2 : 199-214.

Marin C., *L'Homme sans fièvre*, Paris, Armand Colin, 2014.

Ménoret M., *Les Temps du cancer*, Latresne, Le Bord de l'eau
éditions, 2007.

Mino J.-C., « L'équipe mobile de soins palliatifs, un exercice sous
conditions », *Revue de l'Assurance maladie*, 2005, 36 : 71-78.

Mino J.-C., Fournier E., *Les Mots des derniers soins. La démarche
palliative dans la médecine contemporaine*, Paris, Les Belles
Lettres, 2008.

Mino J.-C., *Soins intensifs. La technique et l'humain*, PUF, 2012.

Mino J.-C., Frattini M.-O., « Les soins palliatifs en France. "Mettre
en pratiques" une politique de santé », *Revue française des
affaires sociales*, 2007, 2 : 139-156.

Mino J.-C., Frattini M.-O., Fournier E., « Pour une médecine de
l'incurable », revue *Études*, juin 2008 : 753-764.

Mol A.-M., *Ce que soigner veut dire : les patients actifs, la vie quotidienne et les limites du choix,* Paris, Presses des Mines, 2012.

Murphy R., *Vivre à corps perdu. Le témoignage et le combat d'un
anthropologue paralysé*, Paris, Press Pocket, 1993.

Nurok M., *Entre économie technique et économie morale. Le
travail d'urgence vitale à Paris et à New York*, doctorat EHESS
(sociologie), 2007.

Paillet A., *Sauver la vie, donner la mort. Une sociologie de l'éthique en réanimation néonatale*, Paris, La Dispute, 2007.

Pennec S. (dir.), *Des vivants et des morts. Des constructions de la « bonne mort »*, Brest, UBO-ARS-CRBC, 2004.

Pennec S., Le Borgne-Uguen F., Douguet F., « Des négociations en santé : entre souhait de développement et maintien des tensions », *in* Pennec S., Le Borgne-Uguen F., Douguet F. (dir.), *Les Négociations du soin. Les professionnels, les malades et leurs proches*, Rennes, PUR, 2014 : 7-23.

Pennec S., Monnier A., Pontone S., Aubry R., 2012, « Les décisions médicales en fin de vie en France », *Population et sociétés*, n° 464.

Picheral H., « Géographie de la transition épidémiologique », *Annales de géographie*, 1989, 98 (546) : 129-151.

Rapin M., *Retrouver la vie*, Paris, Laffont, 1980.

Rosa H., *Accélération. Une critique sociale du temps*, Paris, Seuil, 2010.

Seymour J. E., « Revisiting medicalisation and "natural" death », *Social Science and Medicine*, 1999, 49 : 691-704.

Seymour J. E., « Negotiating natural death in intensive care », *Social Science and Medicine*, 2000, 51 : 1241-1252.

Slomka J., « The negotiation of death: clinical decision making at the end of life », *Social Science and Medicine*, 1999, 235(3) : 251-259.

Strauss A., Fagerhaugh S., Suczek B., Wiener C., *Social Organization of Medical Work*, Chicago, Chicago University Press, 1985.

Timmermans S, « Resuscitation technology in the emergency department: toward a dignified death », *Sociology of Health and Illness*, 1998, 20 (2) : 144-167.

Urfalino P., « La décision par consensus apparent : nature et propriétés », *Revue européenne des sciences sociales*, 2007 : 47-70.

Vassy C., Couilliot M.-F., « Fins de vie aux Urgences. Temporalité et définition de la mort à l'hôpital », *in* Vailly J., Kehr J., Niewohner J., *De la vie biologique à la vie sociale. Approches sociologiques et anthropologiques*, Paris, La Découverte, 2011 : 215-241

TABLE DES MATIÈRES

Médecine & Sciences Humaines

Médecine, santé et sciences humaines. Manuel.
Collège des enseignants de sciences humaines et sociales
en médecine et santé

Philippe Amiel
Des cobayes et des hommes. Expérimentation sur l'être humain et justice.

Bernard Andrieu
Toucher. Se soigner par le corps.

Bernard Baertschi
L'éthique à l'écoute des neurosciences.

Tom Beauchamp & James Childress
Les principes de l'éthique biomédicale.

Christian Bonah
Histoire de l'expérimentation humaine en France.
Discours et pratiques 1900-1940.

Sophie Chauveau
L'affaire du sang contaminé (1983-2003).

Claire Crignon-De Oliveira & Marie Gaille-Nikodimov
À qui appartient le corps humain ? Médecine, politique et droit.

Frédéric Dubas
La médecine et la question du sujet. Enjeux éthiques et économiques.

Frédéric Dubas, Catherine Thomas-Antérion
Le Sujet, son symptôme, son histoire.

Ludwik Fleck
Genèse et développement d'un fait scientifique.

Jean-Claude Fondras
La Douleur. Expérience et médicalisation.

Hanan Frenk & Reuven Dar
Dépendance à la nicotine. Critique d'une théorie.

Marie Gaille
La valeur de la vie.

Françoise Héritier
Sida, un défi anthropologique

Nicolas Kopp, Catherine Thomas-Antérion,
Marie-Pierre Réthy, Jean-Philippe Pierron
Alzheimer et autonomie.

Dans la même collection (suite)

Estelle Lardreau
La Migraine, biographie d'une maladie

Anne Lécu
La Prison, un lieu de soin ?

Jean-Christophe Mino & Emmanuel Fournier
Les mots des derniers soins.
La démarche palliative dans la médecine contemporaine.

Gérard Reach
Une théorie du soin. Souci et amour face à la maladie.

Isabelle Richard, Jean-Paul Saint-André & Abraham Flexner
Comment nos médecins sont-ils formés ?

Nicolas Tanti-Hardouin
La Liberté au risque de la santé publique.

Jean-Jacques Wunenburger
Imaginaires et rationalité des médecines alternatives.

Ce volume,
le vingt-cinquième
de la collection « Médecine & Sciences humaines »
publié aux Éditions Les Belles Lettres,
a été achevé d'imprimer
en décembre 2014
sur les presses
de la Nouvelle Imprimerie Laballery
58500 Clamecy

N° d'éditeur : 8011
N° d'imprimeur : 412309
Dépôt légal : janvier 2015
Imprimé en France